Mieux dormir grâce à la minute zen
et aux autres méthodes

Du même auteur, chez le même éditeur

- *Le ronflement, ça se guérit*
- *Peut-on aujourd'hui prévenir et traiter la maladie d'Alzheimer ?*

ISBN : 2-7163-1319-9

Docteur Yves-Victor KAMAMI

Mieux dormir

grâce à la minute zen et aux autres méthodes

Éditions du Dauphin
43/45 Rue de la Tombe-Issoire
75014 PARIS

À ceux qui ont veillé mes nuits, mes parents.
À celle qui partage mes nuits, Corinne, ma femme.
À ceux qui m'ont réveillé durant leurs premières nuits, mes enfants.

Sommaire

– 2e partie –

Comment mieux dormir ?, 93

– 3e partie –

9 Conseils pratiques : ce qu'il faut savoir, 159

Note de l'auteur

En tant que médecin, l'expérience m'a montré que beaucoup de patients ont souvent recours d'emblée à la prise de somnifères pour palier à leur problème d'insomnie, sans même tenter d'avoir recours à des méthodes plus naturelles. J'ai donc voulu donner aux lecteurs une approche pratique plus orientée vers ces dernières. Celui-ci pourra découvrir ce qu'est «la minute zen», comme autre façon d'appréhender le stress et ses effets sur le sommeil, ainsi que d'autres approches plus connues, toutes aussi naturelles et des conseils pratiques pour trouver un sommeil harmonieux.

Je vous propose deux manières de lire ce livre :

Soit vous avez déjà lu des ouvrages scientifiques sur le sommeil, alors la première partie du livre ne vous intéresse qu'à moitié. Dans ce cas, commencez directement par la deuxième ou troisième partie et pratiquez la minute zen, les «recettes de sommeil» et les conseils pratiques pour mieux dormir,

Si au contraire, le sujet vous intéresse en entier et si vous souhaitez comprendre les explications scientifiques du sommeil, son fonctionnement et comment apparaissent les troubles du sommeil alors commencez la lecture de ce livre.

Introduction

«L'insomnie pendant les nuits entières m'a mis ses doigts de plomb dans le creux des paupières»
Victor Hugo, les Burgraves

Vous êtes déjà passé par là. Vous avez eu des nuits sans pouvoir vous endormir, au coucher ou en milieu de nuit, après vous être retourné dans tous les sens dans votre lit. Vous vous êtes levé exténué le lendemain matin, avec des maux de tête, après avoir cherché le sommeil toute la nuit. Vous êtes amer car vous n'arrêtez pas de ressasser des idées noires dans votre lit jusqu'au petit matin en espérant que le sommeil va enfin venir. Vous souffrez d'insomnie.

Cela fait peut-être plusieurs semaines, voire plusieurs mois que cela vous empoisonne l'existence, tant au niveau de votre couple qu'au travail où vous arrivez sur les rotules et où votre patron et vos collègues s'aperçoivent que vous n'êtes plus aussi efficace qu'avant, que vous êtes irritable, somnolent et dépressif. Vous n'arrivez plus à vous concentrer sur votre travail et vous avez de plus en plus souvent des «oublis ", des pertes de mémoire. Vous craignez chaque jour d'être à l'origine d'un accident, au volant ou en travaillant, et chaque soir, en vous couchant, la nuit s'annonce aussi désastreuse que les précédentes. Parfois même, vous redoutez d'aller vous coucher, considérant votre lit comme votre ennemi. Vous tentez de vous en sortir en paressant allongé plus longtemps les week-ends, dans l'espoir de mieux dormir ensuite. Vous avez essayé nombre de recettes publiées dans la presse et dans les livres sans réellement être soulagé de votre insomnie. Vous craignez de ne pas avoir eu suffisamment de sommeil pour être efficace le lendemain. Vous êtes parfois tellement exaspéré que vous tentez de vous enivrer pour vous endormir, sans réaliser que vous allez dormir encore moins bien, d'un sommeil moins réparateur.

Ce problème qui vous mine touche également des millions d'autres Français, qui n'arrivent pas à dormir comme ils le souhaiteraient, font des cauchemars, ont des mouvements des jambes incontrôlés durant la nuit.

De nos jours, un adulte sur trois présente une insomnie et cette proportion passe à un adulte sur deux pour les citadins vivant dans les grandes villes. 5 % des Français ont consulté un médecin généraliste pour une insomnie, qui leur a prescrit, dans un premier temps, des somnifères et/ou des tranquillisants. Pour 9 à 10 % des Français, il s'agit d'une insomnie chronique et sévère. Les femmes sont plus touchées que les hommes, surtout après 50 ans avec, dans 70 % des cas, des insomnies d'endormissement isolées ou associées à des réveils nocturnes.

Les statistiques montrent également que les ouvriers dorment moins bien que les cadres supérieurs et les hommes mariés moins bien que les célibataires. De plus, chez les patients insomniaques on retrouve trois fois plus souvent des troubles psychiatriques et quatre fois plus souvent des dépressions que dans le reste de la population.

Les patients insomniaques vus en médecine générale présentent souvent une anxiété et/ou une dépression, or, pour 256 patients souffrant d'insomnie, il n'y en a qu'un seul qui consulte son généraliste au sujet de ce problème, et, qui plus est, le plus souvent, ils le consultent pour une tout autre raison et ne font que mentionner l'insomnie. Puis, les patients prenant des somnifères ont, soit «accroché " à ces drogues et ont du mal à s'en défaire, soit essayé tous les moyens classiques pour tenter de mieux dormir. Ainsi, 4 % des adultes et 16 % des personnes âgées de plus de 65 ans ont pris un somnifère chaque année. On sait également que près de 10 %

de la population regarde la télévision la nuit entre minuit et trois heures du matin, la plupart souffrant d'insomnie. Est-ce que vous voulez continuer à prendre des somnifères jusqu'à la fin de vos jours ?

Des millions de personnes souffrent de manque de sommeil, avec un risque accru de somnolence au travail ou en conduisant leur véhicule, donc d'accidents. En France, 20 % des accidents mortels survenus sur autoroute ces dernières années sont dus à une somnolence, ce qui signifie 8 000 morts et 30 000 blessés par an, avec un coût moyen de 400 000 euros pour les assurances pour un blessé grave. Cela a été pris au sérieux par le gouvernement français, puisqu'un arrêté ministériel du 7 mai 1997 affirme qu'une personne est inapte à la conduite au volant si elle souffre de troubles de l'éveil ou du sommeil pouvant occasionner une somnolence, tant qu'elle n'a pas tenté de résoudre ce problème pour obtenir une vigilance normale[1].

En effet, la somnolence est responsable d'un rétrécissement du champ visuel, d'une mauvaise évaluation des distances, d'un relâchement de l'attention intellectuelle, visuelle et auditive.

Les États-Unis ont pris très tôt la mesure de l'importance des recherches scientifiques dans le domaine des troubles du sommeil, tant sur le plan médical, qu'économique ou militaire, d'où l'importance des données aujourd'hui disponibles sur le sommeil de la population américaine.

Une étude américaine a ainsi montré qu'il y a au moins 100 000 accidents de la route par an, ces dix dernières années, aux États-Unis, du fait de conducteurs somnolents. Parmi ces conducteurs, les personnes insomniaques ont autant d'accidents de la route que les personnes ivres au volant et deux fois plus d'accidents de la route que l'ensemble de la population. De plus, un tiers des accidents graves de poids lourds, ayant entraîné la mort du conducteur, est attribué à la fatigue et à la somnolence au volant.

1. Voir en note bibliographique l'arrêté du Journal official du 7 mai 1997

L'équipe du Pr William Dement, de l'Université Stanford, aux États-Unis, a ainsi effectué des enregistrements systématiques de dépistage du sommeil chez des chauffeurs poids lourds. Ils ont trouvé que 70 % des routiers présentaient un syndrome d'apnées du sommeil, dont 13 % de cas très graves. Or, les patients souffrant d'apnées du sommeil ont deux fois plus de risques que les personnes saines d'avoir au moins un accident de la route au cours de leur vie. Ce risque est multiplié par cinq s'il existe une association apnées alcool, car nos temps de réaction sont plus lents, nos réflexes moins fiables et moins efficaces. Imaginez que ce chauffeur conduit peut-être le bus de vos enfants vers l'école…

D'autres études ont aussi montré que l'insomnie est aussi prédictive de mort précoce que l'obésité. En 1998, la Fondation américaine pour le Sommeil a mené une étude scientifique par téléphone sur des milliers d'américains pour mieux connaître leurs habitudes pendant la nuit. 23 % ont reconnu s'être endormis au volant l'année précédente. Près d'un américain sur trois a affirmé dormir six heures ou moins par nuit durant la semaine. Comme il faut normalement environ sept heures et demie de sommeil, cela signifie que ces personnes étaient en dette de sommeil. Le coût annuel des troubles du sommeil aux États-Unis aurait été estimé à environ 100 milliards de dollars, dont la moitié liée à la somnolence au volant.

Ce qui est dramatique, c'est que ces accidents de la route touchent souvent de jeunes adolescents en manque de sommeil, qui ont surtout tendance à s'endormir au volant entre deux pics horaires : 4 et 7 heures du matin et ,14 heures et 17 heures. Lorsque le manque de sommeil est déjà conséquent comme par exemple, une journée 16 à 17 heures de suite sans sommeil, cela équivaut à une conduite sous l'emprise de l'alcool.

Lorsque vous dormez de moins en moins, vous devenez plus vulnérable au stress, aux infections et aux maladies, du fait d'une baisse de vos défenses immunitaires. Vous présentez une moins bonne mémorisation, une moins bonne forme physique et mentale, avec de moins bonnes performances au travail. De plus, vous avez beaucoup plus de risques de vous endormir au travail ou au volant, ce qui explique des accidents d'avion, de train, des accidents du travail, y compris dans des centrales nucléaires. À l'inverse, si vous vous prenez en main et suivez nos conseils, vous reprendrez confiance en vous et vous renforcerez votre santé et vos capacités de défense et de vigilance dans la journée.

En fait, nos connaissances sur le sommeil ont beaucoup évolué depuis une trentaine d'années, grâce aux études scientifiques réalisées dans les laboratoires spécialisés. C'est devenu une nouvelle spécialité, en pleine croissance, que la plupart des médecins ne connaissent pas car ils n'ont jamais eu de formation formelle dans ce domaine. Encore de nos jours, dans une étude récente portant sur l'enseignement des troubles du sommeil dans plus d'une centaine de facultés de médecine à travers le monde, on notait que la plupart des programmes ne consacraient même pas une heure à cette formation.

À partir de 1953, le Professeur américain Nathaniel Kleitman, pionnier de la médecine du sommeil, lança les premières recherches systématiques sur le sommeil découvrant le sommeil paradoxal ou sommeil de rêve, avec les mouvements oculaires rapides. Les choses commencèrent à se préciser quand Kleitman et ses assistants, Eugène Aserinsky et William Dement, s'aperçurent que ces mouvements survenaient environ toutes les 90 minutes chez tous les sujets qu'ils testaient. Ils montrèrent également qu'il y avait deux types de sommeil pendant les rêves : le lent et le rapide. Ils créèrent le concept de clinique du sommeil où l'on commença à étudier les patients durant la nuit. C'est ainsi que naquît la spécialité de «somnologue ", médecin s'intéressant au sommeil.

Si l'on veut traiter correctement l'insomnie, il faut savoir qu'elle n'est qu'un symptôme, et non pas une maladie en tant que telle, traduisant souvent une tension psychologique et une anxiété en période de stress. Il faut donc faire le bilan des causes qui peuvent avoir entraîné cette insomnie comme le stress par exemple. Mais il peut aussi s'agir d'un traitement médical qui ne vous convient pas, de vos habitudes comme le fait de boire de l'alcool avant de dormir ou de dîner trop copieusement. 85 % des insomniaques n'ont jamais cherché à demander l'aide d'un médecin pour les soigner. Ils souffrent en silence de ne pas arriver à dormir, pensant que leur médecin traitant ne peut les aider autrement qu'en leur prescrivant des somnifères. Ils ont d'ailleurs épuisé toutes sortes de remèdes vendus en pharmacie sans ordonnance, le plus souvent sans succès. C'est l'une des raisons pour lesquelles ce type de produit est l'un des plus vendus en pharmacie dans le monde à l'heure actuelle. C'est aussi l'une des raisons du succès de la mélatonine aux USA et des ventes de ce produit par Internet. Ce produit «naturel " n'est pas dénué de risque dans sa prescription à long terme d'où la prudence des pouvoirs publics français à son égard.

Ce livre se veut essentiellement pratique, destiné à un large public, avec une entrée rapide dans le vif du sujet : «la minute zen ", afin de permettre la grande majorité des patients qui souffrent d'insomnies liées au stress et à l'anxiété d'être soulagés. L'objet de ce livre n'est pas tant de faire le diagnostic précis de votre insomnie, ce qui relève plutôt d'une consultation auprès de votre médecin traitant, mais plutôt de vous aider, par des moyens simples et efficaces, à surmonter cette cause de mal-être chronique, votre médecin sera plus à même de dépister et de traiter les causes, plus rares, purement médicales des insomnies.

Ce livre a pour objet de vous renseigner sur les dernières découvertes provenant notamment de l'observation des bonzes tibétains chez lesquels on peut noter des changements psychologiques liés à la pratique de la méditation et à l'utilisation de leurs pouvoirs mentaux pour mieux contrôler leurs ondes cérébrales. Ces bonzes arrivent à gérer leur stress et à s'endormir plus rapidement, avec un sommeil de meilleure qualité. Les techniques de relaxation qu'ils pratiquent permettent de produire des ondes cérébrales proches de celles observées dans les stades initiaux de sommeil. En observant les instructions prodiguées dans ce livre, vous pourrez éviter que votre insomnie devienne chronique, mieux dormir et mieux vous adapter aux décalages horaires.

Vous devrez respecter certaines règles pour obtenir un bon sommeil et connaître les différents moyens dont on dispose pour vous permettre de combattre votre insomnie en traitant les causes sous-jacentes. Mais il vous faudra suivre avec régularité les conseils que l'on vous donnera pour obtenir des résultats.

Commencez par écouter votre corps

«Le silence de la montagne est encore plus beau lorsque les oiseaux se sont tus.»
Taisen Deshimaru. Za-Zen

Combattez votre insomnie en sachant gérer votre stress

Nous sommes tous soumis à des stress plus chroniques et fréquents, sur le plan relationnel, de la famille ou du travail, ou même sociaux et environnementaux. Par exemples, une pression psychologique liée à la perte des repères familiaux, la pollution sonore, la surpopulation, l'excès d'informations tragiques relayés par toutes sortes de médias, des problèmes de circulation et de pollution de plus en plus importants, et une insécurité de plus en plus grande.

Notre cerveau réagit au surplus de stress de façon chronique et inappropriée, par rapport au stress permanent et quotidien, ce qui fait que cette réaction elle-même vient s'accumuler même si elle s'ajoute de façon inconsciente. Tout ce stress accumulé est à l'origine de la plupart des insomnies.

Plus vous êtes exposé à du stress, plus vous aurez des difficultés à vous endormir, ce qui se traduit sur l'EEG[2] par une diminution du sommeil profond et une augmentation du sommeil léger, des ondes cérébrales plus rapides à l'endormissement et pendant le sommeil paradoxal, avec une augmentation de la sécrétion d'hormones de stress, de jour comme de nuit.

En 1990, une nouvelle maladie fut diagnostiquée au Japon, le Karo-jijatsu, suicide par surcharge de travail, qui touchait les jeunes hommes japonais. Ces personnes se tuaient par manque de sommeil. Ainsi, un homme de vingt-neuf ans se pendit après avoir travaillé seize mois pour une société japonaise, ne dormant que 30 minutes à deux heures par nuit, sans un seul jour de congé.

2. Electroencéphalographies.

On peut ensuite comprendre que ce type de situation mène à la dépression, à l'irritabilité, aux troubles relationnels avec ses collègues au travail, à la fatigue et à la léthargie. À l'extrême, on peut arriver à de telles situations de stress chronique professionnel, qu'on parle de "syndrome d'épuisement ". Dans ce cas, selon Freudenberger[3], " les gens sont parfois victimes d'incendie tout comme les immeubles ; sous l'effet de la tension produite par notre monde complexe, leurs ressources internes en viennent à se consumer comme sous l'action des flammes, ne laissant qu'un vide immense à l'intérieur même si l'enveloppe externe semble plus ou moins intacte. " " Il y a épuisement des ressources internes de l'individu et une diminution de son énergie, de sa vitalité et de sa capacité à fonctionner, qui résultent d'un effort soutenu déployé par cet individu pour atteindre un but irréalisable et ce, en contexte de travail, plus particulièrement dans les professions d'aide. "

Les personnes qui souffrent de ce syndrome présentent une intense fatigue, des céphalées, de l'insomnie avec une tension nerveuse et musculaire, des troubles digestifs avec une alternance anorexie/boulimie, des infections O.R.L., grippales ou pseudo-grippales répétées. Elles sont irritables, très émotives, pessimistes, ont le sentiment d'être «vidées», d'être frustrées, de moins en moins efficaces au travail, avec un absentéisme progressif et répété. Elles ont «les jambes coupées», «l'estomac noué», sont «à bout de souffle» elles en ont «plein le dos», se sentent «mal dans leur peau» et «craquent». L'un des principaux signes est l'absence d'effets bénéfiques sur la fatigue après des vacances ou du repos.

Pour contrecarrer les effets négatifs de ce stress, il ne faut pas vivre qu'avec sa tête, mais aussi avec son corps : «mens sana in corpore sano», un esprit sain dans un corps sain. En effet, le corps s'adapte mal à l'accélération des rythmes de la vie, qui entament ses réserves énergétiques et fragilisent son système nerveux. Face au stress, notre charpente musculaire se durcit, notre respiration se bloque, nos articulations se raidissent ; il nous faut donc réagir en prenant soin de nous-même, apprendre à nous relaxer,

3. Le Burn out, Le syndrome d'épuisement professionnel des soignants, Pierre Canoui,Aline Mautanges, Editions Masson, 2004.

notamment par la respiration abdominale, la relaxation musculaire progressive, la méditation et la visualisation.

La respiration profonde désamorce les effets dévastateurs des émotions : c'est une des bases de l'hygiène physique et mentale. Il ne faut pas «se forcer» ou «tenter " de se relaxer, mais laisser la relaxation venir d'elle-même, passivement, à l'aide d'une de ces techniques. Pour mieux vous connaître vous-même, vous pouvez essayer chacune de ces techniques successivement et sélectionner celle qui vous convient le mieux.

Tout d'abord essayer de prendre le temps, et de ralentir votre débit vocal et votre démarche à pied. Essayez de prendre conscience de votre tension nerveuse et musculaire en plein milieu d'une crise. Vérifiez mentalement si vous êtes crispé, bougez les muscles que vous sentez tendus, inspirez profondément et tentez de sourire avec les yeux, plus qu'avec les lèvres. Il vous faut apprendre à favoriser les occasions que vous avez de rire : regardez des films ou des pièces comiques, lisez des livres drôles, racontez des blagues...

Vous devez trouver en vous-même la technique qui vous convient le mieux pour vous détendre. Le président John F. Kennedy profitait du moindre moment pour appuyer son dos contre le mur, fermer les yeux et tenter de se relaxer, même quelques minutes dans un ascenseur.

Vous devez obtenir plus de contrôle sur tout votre corps : sur vos ondes cérébrales, votre rythme cardiaque et respiratoire, votre tension artérielle, votre température cutanée, votre tension musculaire. En appliquant ce type de technique de relaxation, vous pouvez atténuer les effets secondaires de beaucoup de maladies comme les douleurs chroniques (mal de dos, céphalées, douleurs cancéreuses), l'anxiété, l'hypertension artérielle, l'angine de poitrine, les troubles gastro-intestinaux, les bouffées de chaleur de la ménopause, les nausées et vomissements liées à une chimiothérapie. Vous pouvez aussi accélérer la convalescence après une chirurgie, aider à diminuer les taux de sucre dans le sang si vous êtes diabétiques et renforcer les défenses immunitaires contre les infections.

La solution à vos problèmes de sommeil est entre vos mains : si le sujet est vierge pour vous, commencez donc par lire et comprendre ce qu'est le sommeil ? Comment on l'explore ? Quelles sont les différentes formes de troubles du sommeil ? Puis penchez-vous sur les différents moyens, liés à la médecine traditionnelle ou aux médecines «naturelles», qui apportent une solution à ces troubles.

Première partie

Qu'est-ce que le sommeil ?

Chapitre I

Qu'est-ce que le sommeil ?

«Le sommeil, ce voyage aventureux de tous les soirs»
Baudelaire

Dans l'antiquité, les Grecs affirmaient que Nys (la nuit) avait deux fils, Thanatos (la mort) et Hypnos (le sommeil). Ils pensaient que le sommeil était une période passive, alors que l'on sait aujourd'hui que c'est, au contraire, une période active de récupération. Dans la Bible, ensuite, le sommeil est autant important dans la vie des patriarches comme Noé, Abraham, Jacob ou Joseph, que dans l'histoire de Samson ; c'est durant cette partie de leur vie qu'ils ont eu souvent des visions ou des rêves prémonitoires.

Le sommeil est en fait une fonction de l'organisme avec une suspension de la conscience et de la vigilance, nécessaire au cerveau et au corps pour récupérer, régénérer, restaurer et conserver un fonctionnement optimal. " Le sommeil dresse un mur sensoriel entre l'esprit conscient et le monde extérieur "[4].

---

4. Pr William Dement.

C'est l'un des piliers de la santé, car lorsque vous ne dormez pas bien, vous ne rechargez pas correctement vos batteries. Le sommeil profond permet à votre cerveau et à votre corps de se reposer et de renouveler votre énergie, avec une diminution du métabolisme, la majeure partie de votre flux sanguin étant dirigée vers vos muscles, avec peu de flux vers le cerveau. Pendant le sommeil paradoxal, le cerveau traite et emmagasine l'information. Ainsi, au fil de la nuit, vous passez plusieurs fois de l'état de veille à une perte de contact avec le réel et un engourdissement profond. Vos muscles se détendent et les fonctions végétatives telles que le pouls, la tension artérielle et les sécrétions digestives vont varier en fonction des différents stades de sommeil. De plus, votre système immunitaire est stimulé pour combattre les maladies.

Quel est le temps de sommeil idéal ?

Nous passons un tiers de notre vie à dormir. Dans nos sociétés industrialisées, le sommeil est un compromis entre la biologie et la demande sociale. La quantité de sommeil dont a besoin une même personne est néanmoins assez constante. En moyenne, on doit dormir environ sept heures et demie pour une nuit idéale, mais la fourchette varie entre trois et dix heures selon que nous sommes un petit ou un gros dormeur. Chez les petits dormeurs, c'est surtout le sommeil lent profond et le sommeil paradoxal qui prédominent.
Ainsi, si l'on tente de diminuer au maximum la durée de sommeil sur des étudiants volontaires, par paliers de trente minutes en moins toutes les deux ou trois semaines, le seuil de sommeil de la majorité d'entre eux sera réduit à environ cinq heures par nuit au minimum.

Notre physiologie est telle que nous devrions passer six heures au lit durant la nuit et faire une sieste le jour d'une heure et demie. Les animaux diurnes, eux, sont plus actifs durant le jour et font beaucoup de petites siestes successives. Ils dormiront d'autant plus qu'ils n'auront rien à craindre d'éventuels prédateurs, comme les lions, alors que des animaux chassés comme le zèbre, l'antilope ou la girafe, auront un sommeil plus morcelé. Une même vache présentera beaucoup de sommeil profond stade IV si elle dort au calme dans son étable, alors que si elle dort dans le pâturage, elle se sentira plus vulnérable et dormira avec un sommeil léger stade II. En effet, dormir en étant exposé sans défense à tous les dangers de l'environnement, provoque un sommeil haché dû à l'angoisse créée par cette vulnérabilité d'où la tendance à se réfugier dans des endroits inaccessibles aux prédateurs.

Chez l'homme, de nos jours, la culture de la sieste a disparu des pays occidentaux, sauf des régions méridionales.

La durée moyenne du sommeil, fonction de la lumière du jour, était de plus de huit heures par nuit, avant l'invention de l'ampoule électrique par Thomas Edison, il y a cent cinquante ans.

Nos ancêtres survivaient en se forçant à être inactifs durant la nuit, quand ils ne pouvaient pas voir, trouver de la nourriture ou se défendre contre des prédateurs. Depuis le 18 novembre 1883, le temps standard a débuté à New York lors de l'envoi symbolique d'un grand ballon du haut d'un des bâtiments de la ville. On est passé d'un rythme naturel à un temps contrôlé par l'homme. L'ampoule électrique a changé les habitudes de chacun, notamment du fait que l'éclairage des rues a amélioré la sensation de sécurité des gens la nuit. On pouvait se promener, donc dormir moins, moins bien.

Depuis l'invention de l'ampoule électrique, nous sommes donc moins dépendants de notre environnement. Selon une étude statistique récente, vingt pour cent de la population, surtout les hommes, dort moins de six heures par nuit, tandis que dix pour cent dort plus de neuf heures par nuit.

Parmi les «petits dormeurs» célèbres on retrouve Thomas Edison et Napoléon et parmi les «gros dormeurs», Albert Einstein, qui était très somnolent, ralenti et avait de grandes difficultés à se concentrer le lendemain d'une nuit de moins de huit heures de sommeil.

Marcel Proust avait ses habitudes pour dormir correctement : il fallait qu'il ne soit pas dérangé par le bruit environnant. Il louait donc les chambres voisines dans les hôtels où il se déplaçait pour éviter d'être dérangé par des noceurs ou des ronfleurs. La femme du général Tchang Kai Chek ne se déplaçait jamais sans ses propres draps, sans quoi elle ne dormait pas bien.

Chapitre II

L'exploration du sommeil

«Ne pas dormir, c'est interroger.
Si on savait comment répondre, on dormirait»
Kafka

Chaque nuit de sommeil est comme une mini-hibernation. On peut la schématiser sous la forme d'un train en marche : il y a la locomotive, suivie de quatre wagons. Ainsi, la locomotive et les wagons qui se suivent correspondent à quatre à cinq cycles successifs de sommeil d'une heure et demie à deux heures, tout au long d'une nuit de sommeil. Au cours d'un même cycle (dans chaque wagon du train), il y a différents stades successifs (différents compartiments) : d'abord le sommeil lent léger, puis de plus en plus profond, au nombre de quatre. Chaque cycle se termine par un stade de sommeil «rapide», paradoxal, avec une accélération des mouvements oculaires, du rythme cardiaque et de la respiration, dit «sommeil de rêve».

Durant vingt-quatre heures, il y a quatre stades de conscience différents :

1. Le sommeil profond, ou sommeil avec des ondes delta, durant lequel on se repose le plus,
2. Le sommeil paradoxal, de rêve, ou *Rem sleep*, du fait des mouvements oculaires rapides,

3. Le sommeil léger, qui occupe la majeure partie de la nuit,
4. L' état d'éveil.

Le sommeil permet ainsi au corps de se réparer et de se régénérer, de récupérer de la fatigue et du stress. Les rêves permettent une élimination du stress et de la tension du système nerveux. Si on manque de sommeil, on se sent mal le lendemain, vulnérable au stress, physique et mental.

Chacune de vos pensées se traduit par un message cérébral qui est automatiquement transformé en information biologique. Les cinq sens nous permettent de capter les fluctuations d'énergie et d'information.

L'enregistrement du sommeil

Avant d'enregistrer l'activité du cerveau au cours du sommeil dans un laboratoire du sommeil, il faut n'avoir pris aucun médicament somnifère les deux à trois semaines précédant l'examen. Une fois sur place, le cerveau va émettre des ondes électriques, qui seront enregistrées à l'aide d'électrodes fixées sur le cuir chevelu, sur les yeux et les muscles. Ces électrodes vont notamment permettre l'enregistrement des différences de potentiel électrique entre deux points du cuir chevelu, et détecter les battements des paupières et les mouvements des globes oculaires, ainsi que les variations du tonus musculaire.

Les ondes électroencéphalographies (EEG) que votre cerveau produit ne sont pas les mêmes quand vous dormez ou lorsque vous êtes éveillé. Les électrodes vont capter le reflet de cette activité cérébrale qui va ensuite être retranscrite sous forme de signaux graphiques sur papier ou sur un logiciel d'ordinateur.

Penchons-nous un instant sur ce qu'il y a à l'intérieur de chaque wagon du train, c'est-à-dire dans chaque cycle de sommeil. Comme nous l'avons évoqué plus haut, on retrouve dans chaque cycle, différents stades successifs de sommeil : l'éveil, l'endormissement de plus en plus profond du stade I au stade IV, puis l'apparition du sommeil de rêve, le sommeil paradoxal. Cela se verra sur le tracé électroencéphalographie par des figures différentes, qu'on appelle des «ondes» : elles traduisent si le patient est en éveil, en sommeil léger, ou en sommeil profond.

Ce que le médecin «somnologu» retrouvera le long d'un cycle seront des ondes bêta, puis alpha, puis thêta, puis des complexes K et des ondes delta, puis un tracé de sommeil paradoxal.

Les ondes bêta ou l'état d'éveil

Quand vous êtes éveillé, le cerveau produit des ondes de faible amplitude, très petites, très rapides : entre 15 et 50 cycles par seconde, appelées «ondes bêta». Elles proviennent des régions frontales et occipitales du cerveau. On parle d'éveil actif.

Les ondes alpha

Lorsque vous vous endormez, vous commencez par fermer les yeux et vous passez en quelques minutes d'un état d'éveil à un relâchement, avec une production d'ondes cérébrales ralenties, de beaucoup plus grande amplitude, appelées des «ondes alpha» (8 à 12 cycles par seconde). Cet endormissement ressemble à la lente descente dans un escalator. On parle alors d'éveil passif, sorte d'état intermédiaire entre l'état d'éveil et l'état de sommeil.

Les ondes thêta

Vous passez ensuite en stade I de sommeil très léger, de plus en plus ralenti et relâché, avec la production d'ondes cérébrales plus lentes et de plus grande amplitude, appelées «ondes thêta» (5 cycles par seconde), provenant des régions pariéto-temporales. Il y a un ralentissement de votre respiration et de votre rythme cardiaque, un relâchement de tous vos muscles, un abaissement de la température de votre corps, des mouvements oculaires de vos yeux. «Un rideau sensoriel tombe et isole l'esprit du monde extérieur»[5].

Le sommeil lent

Quelques minutes plus tard, vous continuez à descendre l'escalator, votre sommeil devient encore plus profond et vous passez en stade II de sommeil, plus profond. Vous êtes plus détaché du monde extérieur, avec des ondes cérébrales plus complexes appelées «complexes K».

5. Pr William Dement.

Vous passez de trente à quarante-cinq minutes en stade II, avant d'entrer dans un sommeil encore plus profond dans les stades III et IV.

Vous produisez alors des ondes cérébrales encore plus lentes (1 à 3 cycles par seconde), de grande amplitude, appelées «ondes delta», spécifiques du sommeil profond. Lorsque plus de la moitié du tracé est constitué d'ondes delta, on est en stade IV de sommeil lent et très profond.

Votre rythme cardiaque et votre respiration se ralentissent, votre tension artérielle et votre consommation d'oxygène s'abaissent et vous devenez très difficile à réveiller, tant vous êtes profondément endormi. Si l'on tentait de vous réveiller à ce stade, vous vous sentiriez confus, mal à l'aise et désorienté, sans en garder le souvenir par la suite. Les rythmes cardiaques, respiratoires et de tension artérielle les plus bas surviennent environ une heure avant votre réveil.

À la fin de ce stade IV, cela fait environ quatre-vingt-dix minutes que vous vous êtes endormi, avec environ quarante–cinq minutes passées en sommeil profond, et vous allez de nouveau passer en sommeil léger.

Le sommeil rapide ou paradoxal

Vous revenez donc en sommeil plus léger, stade II, pendant quelques minutes avant de passer en sommeil paradoxal, sommeil de rêve. Si l'on vous réveille brusquement, vous serez capable de décrire le rêve que vous êtes en train de faire. Par contre, quelques heures plus tard, vous aurez oublié la plupart de vos rêves. L'enregistrement de vos mouvements oculaires montre que vos pupilles se mettent à rouler dans tous les sens, verticalement et horizontalement : on parle de *REM sleep* ou *Rapid Eye Mouvement*, ou bien de «MOR»[6].

Pendant le sommeil paradoxal, votre rythme cardiaque, votre rythme respiratoire et votre tension artérielle s'accélèrent, de même que les ondes cérébrales et le flux sanguin vers le cerveau. Vos tracés électroencéphalographie durant cette phase de sommeil ressemblent à ceux d'une personne éveillée, avec un éveil physiologique corporel, marqué par une excitation de l'organe sexuel : une érection pénienne chez l'homme et un gonflement clitoridien chez la femme.

6. Mouvements Oculaires Rapides.

Pendant le sommeil paradoxal, le corps est atone, avec une sensation de paralysie musculaire, un cerveau actif dans un corps paralysé. Ce stade de sommeil va durer de 15 à 30 minutes avant de revenir à l'éveil.

Ces différents stades de I à IV, puis le stade paradoxal se succèdent pendant un cycle d'environ quatre-vingt-dix minutes. Ces cycles vont se répéter entre quatre et six fois durant la nuit, avec environ 5 % de la nuit en stade I, 50 % de la nuit en stade II, 20 % de la nuit en stade III-IV et 25 % en sommeil paradoxal.

Durant la première partie de la nuit, les périodes de sommeil profond sont plus longues, pouvant aller jusqu'à une heure, tandis que le sommeil paradoxal ne dure que quelques minutes. Plus on avance dans la nuit, plus les périodes de sommeil profond se raccourcissent et plus le sommeil paradoxal s'allonge, pouvant même durer jusqu'à une heure. Ainsi, nous sommes surtout en sommeil profond, lourd, durant la première moitié de la nuit, et en sommeil paradoxal et sommeil léger, plus agité, durant la seconde partie de la nuit.

Pendant le sommeil profond, les ondes delta sont fréquentes, surtout en stades III et IV, surtout en début de nuit, permettant au corps de récupérer sur le plan physique, avec une augmentation du flux sanguin vers les muscles. C'est durant cette phase que le métabolisme énergétique du corps passe de 5 à 25 %, avec une diminution de la consommation d'oxygène, du rythme cardiaque et respiratoire et de la température corporelle. Ainsi, si une personne a fait une grande dépense d'énergie durant la journée, notamment par des exercices soutenus, elle dormira plus longtemps avec plus de sommeil profond. La première fonction du sommeil pourrait donc être de préserver l'énergie. C'est également durant le sommeil profond que l'hormone de croissance est secrétée, permettant de participer à la récupération tissulaire. Plus le besoin de croissance est grand, plus la durée du sommeil profond et la durée totale du sommeil sont accrues, notamment après un exercice physique ou, pour les femmes, durant la grossesse.

Le sommeil paradoxal, permet surtout la fixation des souvenirs récents et de récupérer sur le plan psychique, avec une augmentation du flux sanguin vers le cerveau. Pendant cette phase de sommeil, près d'un quart de tout le sang circulant est dirigé vers le cerveau, du fait de l'augmentation de l'activité cérébrale durant les rêves.

Le sommeil paradoxal était considéré par Sigmund Freud comme une fenêtre vers l'inconscient. Les rêves survenant durant ce stade permettent à l'inconscient d'évacuer ses pulsions, ses tensions, ses désirs et ses contradictions, jouant le rôle d'une véritable soupape de sécurité du psychisme. Mais ils permettent également de traiter et de sauvegarder l'information de la journée en mémoire, surtout l'information d'apprentissage, telle que la tape à la machine, la conduite automobile, la plongée sous-marine, mais aussi restaurer les capacités d'attention, l'équilibre émotif et l'humeur, après des stress importants.

Pour leur part, les nouveau-nés passent la majeure partie de leur nuit en sommeil paradoxal, pour enregistrer toutes les nouvelles informations. On pense même que les fœtus passeraient tout leur temps en sommeil paradoxal. Si vous étiez dépourvus de sommeil paradoxal, vous éprouveriez des difficultés de concentration et de mémorisation pour fixer vos souvenirs, de l' irritabilité et de l'anxiété. Un seul animal à sang chaud ne présente pas de sommeil paradoxal : le dauphin. En fait, il ne dort qu'avec un seul demi-cerveau à la fois : lorsque son cerveau droit veille, il dort de son cerveau gauche, et inversement. Sans ce dispositif, et si l'ensemble de son cerveau dormait en même temps, il se noierait.

L'hypnogramme

L'hypnogramme est un graphique qui nous permet de mieux apprécier la quantité et la qualité du sommeil, en nous donnant le déroulement des stades de sommeil en fonction du temps.

On l'obtient en portant horizontalement le temps de sommeil et verticalement la profondeur du sommeil. Si notre sommeil est court, mais très profond, cela peut être suffisant pour les petits dormeurs comme Napoléon, qui ne dormait que quatre heures par nuit et Thomas Edison, qui ne dormait que deux heures par nuit. Napoléon affirmait d'ailleurs «Le sommeil, quatre heures pour les hommes, cinq pour les femmes et six pour les imbéciles».

Si notre sommeil est composé d'un enchaînement harmonieux des différents stades de sommeil, on obtient un sommeil de qualité.

À l'inverse, si cette architecture est désorganisée, le sommeil devient de mauvaise qualité, moins régénérateur sur le plan physique et psychique.

Les gros dormeurs ont beaucoup plus de sommeil paradoxal que les petits dormeurs, qui présentent plus de sommeil profond delta. Les gros dormeurs ont entre cinq et sept périodes de sommeil paradoxal, celles-ci s'allongeant au fur et à mesure de la nuit. Ils arrivent ainsi à avoir jusqu'à deux à trois heures de sommeil paradoxal durant une nuit, alors qu'un petit dormeur n'aura que quinze minutes de rêves.

Reprenons l'exemple de notre nuit de sommeil comparée à un train : à la suite de la locomotive, l'endormissement, on retrouve quatre à cinq wagons, les cycles de sommeil, de 1 h 30 à 2 heures. Chaque wagon, ou cycle, comporte les deux types de sommeil, lent et rapide, paradoxal. En laboratoire, si l'on réveille systématiquement des volontaires au moment où ils commencent leur sommeil paradoxal sur l'EEG, on les empêche ainsi de rêver. Après quatre à cinq nuits de déficit de sommeil paradoxal, les patients deviennent anxieux, irritables, plus agités et incapables de se concentrer. Si on laisse le patient rattraper son déficit les nuits suivantes, le sommeil paradoxal apparaît plus précocement et dure beaucoup plus longtemps. Les rêves sont alors plus intenses et surtout plus bizarres.

En fait, les études scientifiques montrent que les faits de la veille sont présents dans 65 à 70 % des rêves, et les faits des deux à trois jours précédents dans 30 à 35 % des cas.

Certaines personnes ont besoin de plus de sommeil, en période de stress, de dépression ou d'effort psychique. Certaines femmes ont une plus grande durée de sommeil juste avant leurs règles.

En cas d'insomnie, vous aurez un endormissement difficile, entrecoupé d'éveils, avec une durée totale de sommeil moins longue, mais une quantité de sommeil profond et paradoxal proche de la normale.

Parfois, on peut présenter des ondes alpha et delta en même temps, ce qui est appelé «sommeil alpha-delta», et révélateur d'une insomnie car les ondes alpha sont présentes d'habitude pendant la veille et les ondes delta, pendant le sommeil lent profond. On retrouve souvent ce type de sommeil chez les patients souffrant de fibromyalgies, avec des douleurs dans les muscles et les tendons, une fatigue diurne et des difficultés à s'endormir. Les patients décrivent alors une sensation curieuse d'être à la fois endormi et éveillé. Dans d'autres cas, certaines personnes auront l'impression de ne pas avoir dormi alors qu'elles présentent un enregistrement du sommeil qui prouve le contraire.

L'enregistrement du sommeil n'est pas indispensable chez l'insomniaque, sauf si on veut s'assurer qu'il présente réellement une insomnie ou s'il présente un trouble associé comme des mouvements des jambes, des apnées du sommeil, ..., que l'on souhaite explorer.

Les rythmes circadiens ou cycles de 24 heures

Notre horloge biologique est une expression de la nature qui nous environne. Notre rythme sur vingt-quatre heures est appelé circadien, du latin circa, qui signifie autour, et diem, qui signifie jour. Lorsqu'une personne présente un décalage de phase de ce rythme, cela peut entraîner une insomnie.

Les cycles basiques circadiens sont dans chaque aspect de la nature : les fonctions endocrine et neurologique, la température corporelle, la production hormonale et enzymatique, l'excrétion d'électrolytes, le cycle de veille/sommeil. Si l'on place des volontaires dans une pièce isolée, sans fenêtre, en dehors de toute information sur le temps extérieur, et qu'on les laisse établir leurs propres horaires de sommeil et de nourriture, on s'aperçoit que leurs corps travaillent sur un cycle d'environ vingt-cinq heures. Notre vie moderne est à l'origine d'une perte de synchronisation de l'individu avec son environnement nature, car les cycles circadiens humains sont affectés par des lumières aussi faibles que les lampes de bureau et les veilleuses.

Le corps humain possède une véritable horloge interne, avec des rythmes biologiques qui sont commandés par la terre, le soleil, la lune, et avec lesquels il doit rester en harmonie.

Cette horloge biologique a un effet éveillant maximal à 9 heures et à 21 heures, le sujet se sentant beaucoup plus alerte, et un effet minimal vers 3 heures du matin et quinze heures, entraînant une tendance à la somnolence. Ce sont les botanistes qui ont établi les premiers qu'il y a une relation entre les rythmes circadiens et l'alternance du jour et de la nuit, de l'obscurité et de la lumière. Les rythmes biologiques circadiens ont une période d'environ vingt-quatre heures, avec plus ou moins quatre heures. Les rythmes *ultradiens* ont une période plus courte, de moins de vingt heures, et les rythmes *infradiens* une période plus longue, de plus de 28 heures jusqu'à plusieurs jours, un ou plusieurs mois, voire plus. Les corticosurrénales, par exemple, ont une activité sécrétoire, suivant un rythme *ultradien* de 45 à 90 minutes, un rythme circadien d'environ 24 heures, et un rythme circannuel d'environ un an. La testostérone, elle, a un rythme circannuel avec un pic de sécrétion en octobre et un creux en avril chez un sujet jeune et sain. Sur vingt-quatre heures, le pic se situe aux environs de 8 heures du matin, en mai et vers 14 heures en novembre. On retrouve ce rythme circannuel pour les hormones humaines FSH[7], LH[8], l'activité sexuelle et les excrétions urinaires. On le trouve aussi pour les défenses immunitaires, avec un pic circannuel en septembre pour les IgG[9], en novembre pour les IgM[9], en décembre pour les IgA[9] et au printemps pour les lymphocytes T totaux. Notre organisme est donc plus vulnérable à telle ou telle agression à certains moments de l'année et à certaines heures de la journée.

7. FSH : gonadostimuline, hormone hypophysaire agissant sur les glandes sexuelles, activant chez la femme la maturation du follicule ovarien, et qui, chez l'homme, a une action sur la lignée séminale.
8. LH : hormone hypophysaire qui stimule la sécrétion de progestérone chez la femme et la production des androgènes testiculaires chez l'homme.
9. IgG, IgM, IgA : Immunoglobulines existant dans le sang et douées d'une activité anticorps, jouant un rôle essentiel dans la défense contre les agressions, notamment infectieuses.

Il existerait plusieurs oscillateurs circadiens situés dans la glande pinéale et les noyaux supra-chiasmatiques et le néocortex, variables d'un hémisphère cérébral à l'autre.

Les rythmes biologiques appartiennent en propre à l'organisme, tout comme les facteurs environnementaux périodiques qui influencent ces rythmes biologiques. On appelle synchroniseur ou *zeitgeber* tout facteur dont les variations périodiques sont susceptibles de modifier la période et/ou la phase d'un rythme biologique.

Ce synchroniseur est l'alternance lumière/obscurité sur vingt-quatre heures, pour de nombreux animaux et végétaux, et l'alternance sommeil nocturne/activité diurne, pour l'homme. Il existe des alternances de sommeil profond et de sommeil paradoxal pendant le sommeil, et des alternances de niveau de vigilance bas et élevé au cours de l'activité diurne. L'être vivant est exposé à d'autres synchroniseurs dont les effets se renforcent : le jour, ce sont l'élévation thermique, l'activité physique, les champs magnétiques, le mouvement et le bruit. La nuit, ce sont la baisse d'intensité de la température et des autres synchroniseurs.

Le pic de température corporelle survient habituellement en fin d'après-midi, au moment où notre vigilance et notre force physique sont maximales. Puis on s'endort plus facilement lorsque la température commence à s'abaisser pour arriver à son plus bas niveau au petit matin, vers trois à quatre heures du matin. C'est à ce moment-là que le corps est le plus vulnérable.

Le Professeur israélien Peretz Lavie parle de «portes du sommeil», pour décrire ces deux creux de vigilance du rythme circadien, ces moments préférentiels de la journée où on a plus tendance à s'endormir : lorsque la température corporelle est à son minimum, à 3-4 heures du matin, puis à 3 heures de l'après-midi, à l'heure de la sieste, surtout après un repas lourd et arrosé.

La température de notre corps s'élève ensuite jusqu'au réveil, la durée de notre sommeil en dépendant. L'hormone de croissance a un cycle de vingt-quatre heures, fortement lié au sommeil profond, avec un pic de sécrétion vers une à deux heures du matin. La sécrétion du cortisol, une autre hormone de l'organisme, débute plus tard, vers six heures du matin, avec un pic vers huit heures, préparant notre corps à se défendre contre les agressions.

Il existe une forme de dépression saisonnière, apparaissant surtout en automne et en hiver, appelée S.A.D ou *Seasonal Affective Disorder*[10], qui se manifeste par une déprime, une léthargie, un temps de sommeil prolongé, peu réparateur, et une boulimie. Durant la journée, les sujets sont somnolents, avec des troubles de concentration. Ils commencent à l'automne jusqu'au printemps suivant ; c'est alors que les patients retrouvent leur énergie, leur goût de la vie et qu'ils redeviennent moins boulimiques. Cette pathologie serait liée à la sécrétion de mélatonine et de sérotonine, qui serait augmentée du fait d'une moindre exposition à la lumière. En effet, la rétine réagit en fonction de l'intensité lumineuse et, lorsque cette dernière diminue, cela entraîne une libération de mélatonine dans l'organisme, incitant le sujet à dormir. La durée du sommeil est alors inversement proportionnelle au temps d'exposition à la lumière, avec un endormissement plus tardif et des nuits plus courtes en été et un endormissement plus précoce et des nuits plus longues en hiver.

Le S.A.D., sorte de dépression saisonnière, se traite par l'exposition à une source lumineuse forte (2 500 lux) pendant plusieurs heures par jour, le matin, pendant la période d'automne et d'hiver, pour stimuler notre éveil. Cette exposition à la lumière artificielle facilite le réveil matinal des adolescents et resynchronise le sommeil des sujets âgés, qui restent trop longtemps au lit à leur retraite et vivent trop souvent dans l'obscurité.

Plus la lumière est intense, plus l'exposition doit être courte : le simple fait de rester exposé au soleil durant une heure par jour, assis ou en marchant, est suffisant. On peut aussi proposer de partir en vacances d'hiver aussi longtemps que possible dans un endroit très ensoleillé.

Notre horloge biologique provoque des périodes de surplus d'énergie et d'autres de fatigue, de même que des périodes d'éveil et de sommeil. Un fermier travaillera dans les champs jusqu'à ce que la nuit tombe. De nos jours, nous ne nous levons plus en fonction de la lumière du jour, mais en fonction de l'heure indiquée par nos montres.

10. Trouble Affectif Saisonnier.

Nous vivons en fonction de ces rythmes circadiens, sinon nous éprouvons des troubles au niveau moléculaire et une sensation d'inconfort dans la vie de tous les jours. Le sommeil nous permet de nous régénérer jour après jour.

La L Dopa est un médicament utilisé dans le traitement de la maladie de Parkinson, pour réveiller les patients qui en souffrent. La dopamine est un neurotransmetteur sécrété normalement par le cerveau pour contrôler les états de veille et de sommeil, notamment au niveau des noyaux suprachiasmatiques, l'horloge biologique de l'homme.

En effet, en réaction aux messages sensoriels (lumière, bruit) que notre cerveau reçoit, il va émettre des messages moteurs et, par le centre cérébral de l'éveil, la formation réticulée, émettre deux neurotransmetteurs de l'éveil : la noradrénaline et la dopamine. Ces deux substances inhibent le centre cérébral du sommeil, le noyau du raphé, empêchant de dernier de sécréter le neurotransmetteur du sommeil : la sérotonine. Lorsque survient une baisse de la luminosité et du bruit, notamment au crépuscule, le centre de l'éveil inhibe de moins en moins le centre du sommeil, qui va se remettre à émettre de la sérotonine, et à favoriser ainsi le sommeil. Cette sérotonine va inhiber le centre de l'éveil, permettant d'obtenir un sommeil plus profond. Ce balancement entre les deux centres de l'éveil et du sommeil se fait au ralenti, un peu comme lorsqu'on utilise une lampe à rhéostat dont on baisse progressivement la luminosité.

Les nouveau-nés n'ont pas de rythme circadien ; ils ne le développent que dans les premiers mois de la vie. Puis, jusque vers l'âge de14 ans, le rythme circadien est proche de 24 heures, les enfants se levant généralement tôt le matin, à la même heure, et se couchant tôt le soir, à la même heure chaque nuit.

Ensuite, le rythme ralentit chez les adolescents, qui ont du mal à se coucher tôt et à se lever tôt, avec un rythme d'environ vingt-cinq heures. Il faut attendre la trentaine pour que le rythme de notre horloge biologique s'accélère, avec un rythme quotidien de moins de vingt-quatre heures.

Pour que notre horloge biologique se synchronise avec le reste du monde, nous devons tous les jours la remettre à l'heure. Le signal qui nous permet de la régler, tel que l'alternance obscurité/lumière, est appelé «*zeitgeber*» appelé aussi donneur d'heure ou synchroniseur ou indicateur temporel externe. Le meilleur synchroniseur pour un jeune est un lever à heure régulière, tandis que le synchroniseur du sujet âgé est plutôt un coucher à heure régulière. Les deux façons que l'on a de remettre son horloge biologique interne à l'heure sont la lumière et l'activité : si votre corps veut aller se coucher alors que vous voulez rester éveillé, allez vous exposer en plein soleil et faites des exercices. Mais d'autres synchroniseurs sont fournis par les activités et obligations sociales, scolaires, professionnelles et l'horaire des repas.

Si on ne donne pas un synchroniseur clair à notre corps chaque matin et chaque soir, on risque d'avoir notre horloge interne désynchronisée, d'où l'intérêt de se lever et de se coucher à heures fixes.

Les chercheurs ont néanmoins trouvé une période du cycle où on se trouve en phase «réfractaire», c'est-à-dire que l'on aura beaucoup de mal à s'endormir en général deux à quatre heures avant notre heure de coucher habituelle. Ainsi, si on a l'habitude de s'endormir à minuit, il sera presque impossible de tenter de dormir entre vingt heures et vingt-deux heures.

L'équilibre veille-sommeil

Il existe un cycle vigilance-somnolence : la vigilance est fonction du réveil biologique et des stimuli extérieurs, tandis que la somnolence est fonction de la dette de sommeil. La vigilance et la somnolence sont actives en même temps et interagissent l'un sur l'autre. L'activité musculaire, l'anxiété, le bruit, la lumière ou d'autres stimuli vont renforcer la vigilance. Le système de vigilance est le plus puissant, mais il diminue lorsque vous êtes fatigué, après une longue période d'éveil vous poussant à rechercher le sommeil dans le calme de votre chambre à coucher. Mais, lorsque vous êtes préoccupés par une situation extérieure, ou que vous avez mal, vous ne sentez plus la fatigue et deux forces opposées s'opposent alors. Votre insomnie apparaît car votre degré de vigilance est au plus haut et votre déficit de sommeil n'arrive pas à surpasser.

Le manque de sommeil

Si vous manquez de sommeil après une ou deux mauvaises nuits, vous devenez plus somnolent et moins attentif le jour suivant. Surtout, vos performances et votre temps de réaction aux stimuli extérieurs sont diminués, et vous risquez plus d'occasionner un accident de voiture ou de travail. Si vous êtes de garde aux urgences d'un hôpital et que vous passez une nuit entière sans dormir, vous aurez une période difficile de plus grande somnolence autour de quatre à cinq heures du matin, puis, si vous restez éveillé, vous serez surpris de vous sentir à nouveau relativement bien après huit à neuf heures du matin et pendant le reste de la journée. Plus vous cumulez un manque de sommeil les jours suivants, plus votre dette de sommeil augmentera, et comme toute dette, il vous faudra la rembourser, heure par heure.

Lorsqu'on étudie la dette de sommeil d'une personne sur de longues périodes, on voit d'abord son humeur qui commence à se détériorer, puis elle devient plus somnolente et morose. Puis, après deux ou trois jours, elle commence à avoir des mini-siestes, à avoir des défauts d'attention, qui deviennent les jours suivants de plus en plus longs et fréquents. À partir du dixième jour, les mini-siestes deviennent si nombreuses et entremêlées de périodes d'éveil que l'on arrive plus à savoir si la personne est éveillée ou endormie. Elle peut parler ou se promener et s'endormir en plein milieu d'une phrase ou en marchant, sans en avoir conscience. À plus long terme, la privation de sommeil chronique est cumulative et d'autant plus dangereuse que la personne qui en souffre doit prendre des décisions cruciales, qu'elle soit un pilote de ligne, un chauffeur poids lourd ou un militaire qui peut avoir à appuyer sur un bouton décidant de la guerre ou de la paix. Elle entraîne des manques d'attention, une pensée ralentie, des troubles de la mémoire, des conduites atypiques, une mauvaise humeur, voire de la violence. Après dix jours de manque de sommeil, si vous dormez de 14 à 18 heures par jour pendant trois jours, vous récupérerez votre dette de sommeil et retournerez à votre sommeil normal. La privation de sommeil est très différente de l'insomnie chronique, car elle entraînera une plus grande facilité à s'endormir chez le dormeur normal tandis que l'insomniaque aura toujours des difficultés à s'endormir.

Le sommeil et les relations sexuelles

L'activité sexuelle développe des endorphines avec une sensation de bien-être favorable à l'endormissement. Faire l'amour peut donc favoriser une relaxation profonde, avec un sommeil plus réparateur, bien que cela ne change pas les données électroencéphalographies obtenues dans un laboratoire du sommeil, en comparaison avec des nuits sans faire l'amour. Attention, si à l'inverse, vous n'avez pas réussi à faire éprouver du plaisir à votre partenaire, vous risquez de passer le reste de la nuit à y penser.

D'une manière générale, les hommes ont une érection pénienne durant le sommeil paradoxal, quel que soit leur âge, même chez les hommes impuissants lorsqu'ils sont éveillés. Ces érections surviennent quel que soit le type de rêve, surtout en phase de stress, même s'il n'y a pas de rêve à connotation sexuelle. L'érection pénienne durant le sommeil paradoxal permet de déterminer en laboratoire du sommeil si un patient souffre d'une impotence psychogène ou organique. La femme, elle, ne présente qu'un gonflement du clitoris et une augmentation de l'apport sanguin dans la région vaginale durant le sommeil paradoxal.

Le fait de coucher dans un grand lit double est propre à notre culture occidentale, de même qu'il ne nous viendrait pas à l'idée de faire dormir nos enfants dans le même lit. À l'inverse, dans la culture polynésienne, les enfants trouvent normal de dormir ensemble dans le même lit. Parfois, vous dormirez mieux séparément qu'en couple, surtout si votre partenaire bouge trop durant vos dix premières minutes d'endormissement, ce qui peut décaler cette phase d'initiation du sommeil. Il peut alors être utile d'utiliser des lits jumeaux ou un très grand lit, pour vous éviter ce type de désagrément. Si vous souhaitez vous endormir en même temps que votre conjoint mais que vous n'avez pas sommeil, parce que vous avez besoin de moins de sommeil que les autres, vous risquez de devenir insomniaque en vous forçant ainsi à dormir.

Chapitre III

Qu'est-ce que l'insomnie ?

«Tout bon dormeur est un insomniaque qui s'ignore»
Dr Knock, Jules Romains

Vous avez peut-être du mal à vous endormir, vous souffrez alors d'une insomnie d'endormissement. Si vous vous endormez facilement mais que vous avez du mal à rester endormi, on parle alors d'une insomnie de maintien d'éveil ou de réveil précoce. L'insomnie est l'une des plaintes les plus fréquentes en médecine, après la douleur et les céphalées, puisqu'elle concerne entre un tiers et la moitié des adultes, touchant surtout la femme et le sujet âgé. Cela s'explique surtout chez la femme ménopausée par les changements psychologiques et hormonaux occasionnés par cet état. L'horaire de l'insomnie peut indiquer sa cause. Les réveils nocturnes périodiques, pendant le sommeil paradoxal, peuvent être liés à des cauchemars, des migraines, des crises d'asthme, des douleurs d'ulcère et des crises d'épilepsie. Les réveils précoces du petit matin surviennent surtout lors de dépressions.

Parmi les insomniaques célèbres, on peut citer Napoléon Bonaparte, Benjamin Franklin, Winston Churchill, Charles Dickens, Cary Grant, Marylin Monroe, Frantz Kafka, Rudyard Kipling, Frédéric Nietzsche, Mark Twain, Scott Fitzgerald, ou encore Sarah Bernhardt, qui disait dormir mieux dans un cercueil, et Lewis Caroll, qui essayait de résoudre des exercices de mathématiques lorsqu'il ne pouvait pas dormir.

Les différents types d'insomnie

On peut aussi classer les insomnies en insomnies transitoires, réactionnelles, et en insomnies chroniques, rebelles.

L'insomnie transitoire

Elle apparaît surtout après des évènements stressants comme le décès d'un proche, un divorce, un problème familial ou professionel, des soucis de santé ou relationnels, avant un examen, et du fait de ressasser continuellement les problèmes. Elle disparaît généralement lorsque le stress n'existe plus. Elle peut également être liée à des troubles physiques, à des maladies comme l'asthme, à une forte fièvre, à des envies fréquentes d'uriner, du fait de problèmes de prostate ou de démangeaisons du fait d'une urticaire. Par ailleurs, il peut s'agir de médicaments responsables de l'insomnie, comme la théophylline, les corticoïdes, les hormones thyroïdiennes ou certains anti-hypertenseurs. Enfin, les excitants classiques que sont le café, le thé, le cola, les «coupe-faim», l'alcool, etc.... seront également à éviter.

L'insomnie transitoire est une insomnie de courte durée, de quelques jours à quelques semaines, disparaissant en même temps que les causes, sauf si elles n'ont pas été traitées correctement.

Parfois, une insomnie peut survenir en altitude, à plus de 2000 mètres, du fait d'une moindre concentration en oxygène de l'air respiré, avec des maux de tête, des nausées, de l'anorexie et de la fatigue.

L'insomnie chronique

Elle peut survenir de façon périodique, chaque semaine, étant parfois pire certaines semaines que d'autres ou parfois durant plusieurs années. Vous avez peut-être développé ce type d'insomnie après une insomnie réactionnelle, surtout si vous vous inquiétez de votre privation de sommeil et que vous devenez frustré et anxieux après plusieurs nuits sans dormir. Vous avez parfois même peur de vous mettre au lit, associant votre lit à votre manque de sommeil. Votre stress quotidien ne fera qu'accentuer votre mauvaise qualité de sommeil, surtout pendant des périodes très stressantes. Il vous faudra alors apprendre à changer vos pensées et vos conduites qui vous ont mené à la perpétuation de cette insomnie.

Si l'on étudie le sommeil des insomniaques, on s'aperçoit qu'ils mettent plus de temps à s'endormir, ont un sommeil plus léger, se réveillent plus souvent et pour de plus longues périodes durant la nuit. Ils dorment moins longtemps, avec des ondes cérébrales plus rapides que les bons dormeurs. Ils ont aussi de plus faibles variations de température corporelle durant la journée, avec une moindre activité physique du fait de leur sensation d'être en permanence fatigués. Ils ont un système de veille trop fort par rapport à leur système de sommeil.

Il est important de préciser les caractéristiques de votre propre insomnie, votre heure de lever et de coucher, leur variabilité. Si vous dormez plus en fin de semaine, c'est souvent lié au fait que vous manquiez de sommeil durant les cinq premiers jours. Si vous avez du mal à vous endormir et que vous y passez plus d'une heure, il vous faut apprendre à vous relaxer et à gérer votre stress. Si vous êtes en décalage horaire, en avance ou en retard de phase, il vous faut apprendre à synchroniser votre propre horloge biologique.

Les bons dormeurs ont souvent cinq à quinze petits éveils nocturnes, dont ils ne s'aperçoivent même pas, car ils se rendorment rapidement en quelques secondes. Si vous restez éveillé lors d'un de ces réveils nocturnes, essayez de vous rappeler à quoi vous pensiez à ce moment-là et cela peut vous donner la cause de votre insomnie. Si vous dormez peu, mais que vous êtes frais et dispos le lendemain, vous ne souffrez pas d'insomnie, vous êtes simplement un «petit dormeur». Si, au contraire, vous êtes fatigué, épuisé et incapable de travailler efficacement après une nuit de mauvais sommeil, c'est que vous souffrez d'insomnie. Si vous avez du mal à vous lever le matin, que vous avez réellement besoin d'un réveille-matin, que vous vous endormez au concert, au cinéma, devant la télévision, c'est que vous manquez de sommeil.

De plus, vous pouvez être «du soir», et vous aurez alors des difficultés pour vous lever tôt le matin, ou, au contraire, vous êtes «du matin», et vous aurez du mal à veiller le soir, vous sentant fatigué, décalé, irritable. Il faudra donc déterminer :

- votre durée «moyenne» personnelle de sommeil, pour savoir si vous êtes un petit, moyen ou gros dormeur et,
- votre propre et meilleure heure de coucher, pour spécifier si vous êtes un «couche-tôt» ou un «couche-tard».

Ainsi, un «couche-tard, petit dormeur» sera moins handicapé pour être en forme le lendemain à son travail qu'un «couche-tard, gros dormeur» qui sera souvent en retard et aura besoin d'une grasse matinée en fin de semaine, pour récupérer de sa dette de sommeil. Le fait de connaître notre propre rythme biologique doit nous permettre de nous y conformer pour éviter des troubles du sommeil qui pourraient résulter de coucher ou de lever inappropriés. L'âge joue aussi un rôle : à partir de la puberté, nos rythmes se décalent vers la fin de nuit et on devient «couche-tard, lève-tard», tandis que, plus tard, en vieillissant on redevient «couche-tôt, lève-tôt».

Si vous voulez savoir de combien de sommeil vous avez besoin, essayez de dormir une heure de moins la nuit prochaine et les nuits suivantes, pendant une semaine. Si vous êtes somnolent durant la journée, c'est que vous n'avez pas eu assez de sommeil, et que vous devez retourner à votre temps de sommeil habituel. À l'inverse, si vous êtes déjà somnolent dans la journée, en temps normal, essayez de dormir une heure de plus tous les jours pendant une semaine et vérifiez si cela atténue votre somnolence dans la journée. Dans ce cas, vous pourrez ajuster au mieux votre temps de sommeil et dormir une heure de plus chaque nuit.

Si l'on enregistre votre sommeil dans un laboratoire du sommeil, vous aurez surtout du sommeil léger, stade I, et peu ou pas de sommeil profond et/ou sommeil paradoxal.

Quel type d'insomniaque êtes-vous ?

5 questions pour vous évaluer

Si vous voulez connaître les causes exactes de votre insomnie, il faut tenter d'analyser avec précision les détails de votre sommeil : vos heures de lever et de coucher, en semaine et en fin de semaine, la durée de votre nuit de sommeil, la régularité de vos horaires de sommeil, la durée de votre endormissement, le nombre de vos réveils nocturnes et la facilité que vous avez à vous rendormir. Êtes-vous somnolent et/ou fatigué durant la journée du fait d'un mauvais sommeil ? Avez-vous déjà eu un accident de voiture du fait d'un manque de sommeil ? Faites-vous la sieste durant la journée, et, si oui, combien de temps ? Quand avez-vous commencé à être insomniaque, et avez-vous traversé à l'époque un événement traumatisant dans votre vie ? Avez-vous des mouvements bizarres et incontrôlés de vos jambes pendant votre sommeil ? Ronflez-vous, et, si oui, est-ce que vous vous arrêtez de temps en temps de respirer pendant plus de dix secondes ? Avez-vous des cauchemars et des terreurs nocturnes ?

Est-ce que vous grincez des dents la nuit ? Est-ce que vous avez déjà eu une incontinence nocturne ? Est-ce que vous avez déjà fait des crises de somnambulisme ?

Question 1 : Avez-vous des problèmes psychologiques ?
À peu près la moitié des insomnies sont liées à des problèmes d'anxiété ou de dépression. Si vous vous levez trop tôt le matin, il faut savoir penser à un début de dépression, alors que si vous avez des difficultés à trouver le sommeil, une anxiété latente en est souvent responsable. Il est alors important de parler de votre situation à un professionnel qui vous écoutera avec un esprit ouvert et saura vous proposer une approche thérapeutique pour travailler sur votre amour-propre.

Si vous êtes déprimé, vous aurez souvent tendance à attribuer cette dépression à votre insomnie, sans vous apercevoir que vous vous installez dans un cercle vicieux où votre mauvais sommeil ne fait qu'aggraver votre tendance dépressive, causée elle par des problèmes personnels. Parfois, l'insomnie n'est que le seul symptôme qui signale que ça ne va pas. Dans ce cas, on retrouve peu de sommeil profond à l'enregistrement du sommeil, avec une moindre quantité de sommeil paradoxal et de sommeil total. Une partie des traitements de la dépression peut consister à la privation de sommeil.

Si vous êtes anxieux, tentez de trouver l'épisode stressant qui a pu provoquer cette anxiété, quels ont été les changements dans votre vie qui ont précédé l'apparition de l'insomnie, quels sont ceux qui vous ennuient ou vous contrarient : avez-vous des problèmes financiers ? Êtes-vous seul ? Avez-vous des problèmes au travail ? Avez-vous perdu votre travail ou avez-vous peur de le perdre ? Avez-vous eu des problèmes sentimentaux ? Avez-vous peur de la mort ou de la maladie ?

Question 2 : Êtes-vous actuellement en traitement pour une maladie quelconque ?

Prenez-vous des médicaments, et si oui, pour quelle raison ? Avez-vous une allergie quelconque ? Est-ce que vous souffrez d'arthrose, de douleur de dos, ou d'une autre douleur qui vous réveille la nuit ? Est-ce que vous prenez des médicaments qui contiennent de la caféine, de l'éphédrine ou des dérivés de l'amphétamine ?

Il se peut que l'insomnie soit peut être l'un des premiers symptômes de maladies graves, tels que les maladies de la glande thyroïde, des reins ou de tumeurs au cerveau. Elle peut résulter de certains traitements comme les broncho-dilatateurs pour l'asthme, ou la cortisone. La prise d'alcool serait responsable de 12 % des insomnies chroniques.

Question 3 : Quel est votre mode de vie ?

Êtes-vous stressé par votre travail ou votre vie de famille ? Est-ce que vous travaillez plus de dix heures par jour ? Plus de six jours par semaine ? Est-ce que vous pratiquez régulièrement un sport ou des exercices ? Est-ce que vous fumez, buvez de l'alcool, trop de café, de thé, de boissons au cola le soir ou au dîner ? Depuis 1969, le temps de travail de la population active américaine a augmenté de 158 heures, soit presque un mois de travail supplémentaire par an. Parfois l'excès de travail peut mener au «burn out syndrome», un peu comme un moteur de voiture qui serait porté à la limite de ses capacités, qui travaillerait à une cadence qu'il ne pourrait plus tenir. Si c'est le cas, si vous travaillez plus de seize heures par jour, il vous faut faire le point et tenter de changer ce rythme de vie qui n'est pas compatible avec une vie saine sur le long terme. Comme vous êtes hyperactif, vous êtes persuadé que vous n'allez pas dormir, que vous perdez votre temps en dormant, et même si vous vous sentez fatigué physiquement, votre esprit ne cessera de continuer à penser, stimulant ainsi les systèmes d'éveil et vous empêchant de vous endormir. Plus vous aurez envie de dormir, plus cela vous paraîtra un objectif impossible à atteindre. Ce n'est que lorsque vous ne rechercherez plus le sommeil qu'il viendra de lui-même. Le fait d'être drogué au travail fait que vous aurez d'autant plus de mal à changer de rythme à votre retraite, et que vous vous sentirez d'un coup inutile, triste et mélancolique, un peu comme les gens qui ont un métier ennuyeux et routinier, sans avenir précis. Si vous êtes dans ces cas, votre insomnie ne disparaîtra que si vous changez votre mode de vie, que vous donnez plus de sens, de stimulation et de satisfaction à votre vie, que vous vous faites plus d'amis et que vous vous engagez dans une activité qui vous passionne.

En effet, l'accroissement de la durée du travail de 8 % dans le dernier quart du vingtième siècle, a eu pour conséquence la réduction du temps consacré aux loisirs et au sommeil, entraînant plus de fatigue et une modification de la qualité de vie, avec une diminution de la productivité et des performances.

Souvent, les insomniaques sont conscients des stress qui sont la cause de leur insomnie. Mais ils n'arrivent pas à faire face à leurs problèmes au travail ou dans leur vie de famille. Dans ces cas-là un avis extérieur peut être utile, d'où l'importance de consulter un spécialiste qui pourrait les aider.

Question 4 : Quelle est votre hygiène de sommeil ?

Les pires habitudes consistent à tenter de se forcer à s'endormir et de ne plus supporter de dormir dans sa propre chambre. Plus vous vous inquiétez de votre insomnie, plus vous vous efforcez de vous endormir, moins le sommeil viendra. Surtout, si vous êtes stressé par le fait de ne pas avoir une bonne nuit de sommeil, lorsqu'une journée importante et difficile s'annonce au travail le lendemain. Il faut éviter de travailler avant de s'endormir, d'avoir une montre lumineuse dans la chambre que l'on consulte de temps en temps. L'anxiété et les pensées déprimantes sont à proscrire. Le temps d'endormissement normal varie entre cinq à vingt minutes. S'il prend plus de trente minutes, c'est que quelque chose ne va pas.

Question 5 : Tenez-vous à jour votre «Agenda du sommeil» ?
Il vous faut faire le bilan de votre insomnie en recherchant ses causes exactes. Vous pourrez vous aider d'un agenda avec un tableau, une grille de sommeil sur laquelle vous noterez les heures de coucher et de lever, des hachures pour matérialiser les heures de sommeil et de sieste, des blancs pour les réveils nocturnes (combien de fois vous vous êtes levé dans la nuit, à quelles heures, combien de minutes vous êtes resté éveillé), des carrés noirs pour les troubles du sommeil. Remplissez votre agenda très régulièrement tous les matins, juste après vous être levé en indiquant la date de la nuit précédente. Il faut noter dans la marge de droite vos impressions, la durée de votre endormissement, la durée de votre sommeil, l'heure de réveil matinal, l'heure de lever, si vous avez pris des somnifères auparavant, avez-vous mieux ou moins bien dormi, comparativement aux autres nuits de ce mois, comment était votre sommeil : pas du tout réparateur, relativement réparateur, très satisfaisant ? Avez-vous eu durant votre sommeil des ronflements, des arrêts respiratoires, des mouvements incontrôlés, des secousses dans les jambes ? Après plusieurs semaines, vous pourrez ainsi trouver quelles ont été vos meilleures nuits et les pires, et mieux comprendre comment vous fonctionnez pendant votre sommeil. Vous pourrez déterminer les causes de votre insomnie, les traitements et les changements à apporter pour améliorer votre sommeil. Vous pourrez surtout vérifier que toutes les nuits ne sont pas les mêmes et que votre traitement de l'insomnie a été un succès, en comparant l'agenda avant et après traitement.

Remplissez cet agenda de sommeil en attribuant une note sur la qualité de votre sommeil :
Mauvais : -2, -1, neutre : 0, Bon : +1, +2.

Heure / Jour	0 h	6 h	12 h	18 h	0 h	Durée d'endormissement	Durée observée de sommeil
Lundi							
Mardi							
Mercredi							
Jeudi							
Vendredi							
Samedi							
Dimanche							

Tenez aussi à jour, parallèlement, votre agenda de la journée dans les observations de la marge de droite. Essayez chaque jour de noter les évènements marquants de la journée, avec vos sentiments et tout ce qui peut avoir provoqué votre insomnie : si vous avez fait de l'exercice ou du sport, si vous avez été contrarié au travail ou dans votre famille, si vous avez reçu des coups de fil énervants, ou subi des discussions orageuses ? combien de café, de thé, d'alcool, de cigarettes vous prenez par jour ? les heures et le type de repas que vous faites ? Vous êtes la personne qui vous connaissez le mieux et qui pouvez le mieux trouver quelles sont les causes responsables de votre insomnie. Vous devez tenir cet agenda de votre journée, tous les soirs, avant de vous coucher. N'inscrivez plus rien jusqu'au lendemain matin.

Examinez votre grille de sommeil : une fois que vous avez repéré vos deux meilleures et vos deux moins bonnes nuits, tentez de trouver les quatre jours qui les ont précédés, afin de mieux cerner la cause de vos insomnies. Cela vous permettra de tenter de sortir du cercle vicieux 'mauvaise journée/mauvais sommeil'. Peut-être pourrez vous ainsi déterminer si vous êtes hibou ou alouette, en fonction de vos heures de lever et de coucher, et de votre heure de pointe de performance et de vigilance. Vous ne trouverez peut-être pas tout de suite, et vous aurez parfois besoin d'une aide thérapeutique par un médecin spécialisé. Ailleurs, vous observerez que plusieurs facteurs sont en cause : le nombre de cafés que vous prenez chaque jour, un conflit larvé avec votre patron, des relations exécrables avec votre frère. Essayez de vérifier la relation de cause à effet, en prenant trois jours de suite du café, comme d'habitude, puis en arrêtant un jour et notez comment va se passer la nuit suivante.

Votre agenda et votre journal de bord vous apprendront également ce qui ne vous pose pas de problème et ce qui n'est pas en relation avec votre insomnie : votre régime alimentaire habituel, le fait de lire avant de vous endormir. Ils vous permettront de mieux évaluer l'efficacité d'un traitement contre l'insomnie par relaxation à l'aide de la «minute zen», ou par psychothérapie.

En tenant votre grille sérieusement à jour, posée sur votre table de nuit, vous pourrez vous apercevoir que votre durée de sommeil quotidien s'allonge, que le traitement commence à être efficace et cela vous confortera dans le fait de le continuer. Vous devenez alors votre propre spécialiste du sommeil. Vous cernez alors mieux le problème : vous allez, par exemple, supprimer ces longues siestes contre-productives qui vous empêchent de bien dormir la nuit suivante si elles dépassent trente minutes, vous supprimez les boissons au cola que vous buviez auparavant au dîner et qui, par leur caféine perturbaient votre sommeil.

En effet, une sieste de fin d'après-midi contrarie le sommeil de la nuit suivante en retardant l'endormissement et en provoquant des réveils nocturnes. Elle «ne vient pas en complément, mais en soustraction du sommeil de la nuit»[11].

11. Dr Royant-Parola.

Chapitre IV

Les troubles physiologiques du sommeil

Le décalage horaire

Il est lié à une désynchronisation de l'horloge biologique interne, du fait d'arriver dans une zone où le nouveau fuseau horaire a été changé plus vite que le corps n'a eu de possibilité de s'y adapter. Les rythmes cardio-vasculaires, endocriniens, respiratoires du voyageur restent au début synchronisés sur l'horaire du lieu de départ et ne vont s'ajuster que très lentement.

Si un voyageur franchit plusieurs fuseaux horaires par avion, ou si un travailleur déplace ses temps d'activité et de repos de plus de cinq heures sur 24 heures, ce déphasage abrupt va obliger l'organisme à s'ajuster au nouvel horaire et à un changement de phase de l'accrochasse des rythmes circadiens. L'ajustement va porter sur l'alternance veille-repos, mais aussi sur la température et les sécrétions hormonales. La durée d'ajustement est plus rapide après un retard de phase qu'après une avance de phase du synchroniseur. Le plus souvent, surtout chez le sujet jeune, l'ajustement est plus rapide après un retard de phase, après un vol d'Est en Ouest qu'après une avance de phase, c'est à dire après un vol d'Ouest en Est.

En retard de phase, en allant vers l'ouest, l'endormissement est rapide et le réveil matinal précoce, alors qu'en avance de phase, vers l'est, on présente une insomnie d'endormissement et des réveils nocturnes en début de nuit.

Il faut environ huit jours pour que la température de notre corps s'ajuste au nouvel horaire, et près de trois semaines pour que le cortisol soit de nouveau secrété à l'heure habituelle.

Cela occasionne notamment des difficultés d'endormissement et de la peine à rester endormi, avec une sensation de fatigue, voire d'épuisement et de nausées. Le sommeil sera peu réparateur, avec plusieurs réveils nocturnes. De jour, on éprouve des difficultés de concentration, une irritabilité et un ralentissement de ses réactions.

Dès que l'on effectue un vol transatlantique ou transpacifique, on est exposé à ce genre de problème. Comment le gérer au mieux ?

Essayez de vous mettre à l'heure du pays de votre destination avant de partir, surtout si vous voyagez vers l'est. Levez-vous chaque jour un peu plus tôt les jours précédant votre départ. À l'inverse, si vous partez vers l'ouest, vous devrez essayer de vous lever chaque jour un peu plus tard. Prenez vos repas à une heure la plus proche possible de celle de votre point de destination.

Une fois dans l'avion, buvez beaucoup de liquides, pour ne pas être déshydraté. N'oubliez pas un masque pour dormir, un petit coussin gonflable et des bouchons pour vos oreilles. Marchez autant que possible dans les allées de l'avion et faites des exercices d'étirement musculaire durant le trajet. Ne prenez pas de somnifères car vous pourriez ne pas vous réveiller en cas de situation d'urgence. Dormez surtout si votre avion va vers l'est et non vers l'ouest.

Une fois arrivé à destination, mettez-vous immédiatement à l'heure du pays où vous êtes. N'allez pas au lit parce que vous vous sentez fatigué, attendez plutôt l'heure habituelle du coucher dans le pays.

Si vous devez assister à un rendez-vous professionnel important, essayez d'arriver sur place plusieurs jours avant, pour permettre à votre organisme de s'adapter. De plus, essayez de programmer vos rendez-vous afin d'être le plus éveillé possible, notamment en vérifiant que l'heure de rendez-vous sur place correspond à une heure de travail habituel chez vous : ainsi, si vous êtes à Singapour, votre rendez-vous en fin d'après-midi correspondra à un rendez-vous matinal en France, alors que si vous teniez à le programmer le matin à Singapour, cela correspondrait au milieu de la nuit pour votre organisme.

Il est important de vous exposer au soleil autant que possible, tôt le matin, si vous devez vous lever tôt, ou en fin de journée, si vous devez vous lever tard le lendemain matin. Si vous devez rester éveillé et que votre corps ne demande qu'à s'endormir, essayez de vous exposer au soleil. Après trois à quatre jours, votre horloge biologique sera reprogrammée à l'heure locale. Si vous voulez que votre organisme réagisse mieux à la lumière du jour, prenez de la vitamine B 12 deux semaines avant le départ et une semaine après votre arrivée sur place. Certains recommandent des huiles essentielles calmantes pour s'endormir en avion et des huiles énergisantes, à l'inverse, pour rester éveillé et alerte. Enfin, d'autres préconisent la mélatonine, mais à dose minimale et de façon très ponctuelle, voire de la photothérapie, pour accélérer la resynchronisation des rythmes biologiques.

Le travail posté ou travail de nuit

En France près d'un million de personnes effectuent du travail posté, en décalage horaire journalier, surtout lié à du travail de nuit. Ce type de travail est indispensable dans certaines professions : les professionnels de santé, les pompiers, les policiers, les taxis, les ouvriers de certaines usines. Ce n'est pas le cas des épiciers et des personnes travaillant dans des magasins ouverts 24 heures sur 24. Or, nos rythmes biologiques et hormonaux sont tels que nous sommes constitués pour dormir la nuit et non pour travailler de nuit. Les tâches nocturnes déstabilisent l'organisme, car souvent, les gens travaillent cinq jours de suite, puis tentent, les deux jours restant de la semaine, de profiter de leur famille ou de quelques loisirs diurnes. Ils éprouvent ainsi une sorte de *jet lag* quasi-permanent, voire un «syndrome de maladaptation» durant presque toute leur vie au travail. Ce décalage horaire détériore progressivement leur performance au travail et leur métabolisme quotidien, avec notamment plus d'ulcères digestifs, du fait de sécrétions digestives intempestives.

Les plus grandes catastrophes industrielles sont liées à la somnolence durant ce travail de nuit : Three Miles Island aux États-Unis, Tchernobyl en Ukraine, Bopahl, en Inde sont toutes survenues au petit matin. De même, la privation de sommeil aurait été l'une des causes de l'erreur humaine et de la décision inadaptée qui a contribué à l'explosion de la navette spatiale Challenger en 1986 et au naufrage du pétrolier Exxon Valdez.

L'efficacité, la fatigue, le risque d'accident varient au cours des 24 heures et d'un individu à l'autre. Des symptômes d' inadaptation, d'intolérance au travail posté apparaissent après un certain temps : troubles du sommeil, irritabilité, fatigue persistante, troubles gastro-intestinaux, utilisation de somnifères et/ou de tranquillisants.

De plus, le sommeil de jour est plus court, de l'ordre de quatre à cinq heures, avec plus de réveils et moins de sommeil profond, donc moins réparateur.

Presque tous les travailleurs de nuit présentent une tendance à la somnolence et une diminution de leurs capacités à travailler au petit matin, de deux à sept heures du matin, surtout s'ils ont une dette de sommeil. C'est pour éviter de nouvelles tragédies que de nombreux aménagements ont été apportés aux conditions de travail des pilotes d'avion et des conducteurs de poids-lourds.

Parfois, il est préférable que ces sujets puissent dormir une courte période de sommeil au milieu de leur travail de nuit, notamment pendant le «creux de vigilance» entre deux et six heures du matin, pour leur permettre de mieux maintenir leur vigilance et leurs performances pendant la période qui suit et pour leur santé et la vie des gens qui dépendent d'eux. Il faut notamment éviter de trop grandes dettes accumulées de sommeil , car personne ne connaît réellement ses limites et le moment crucial où il faut s'arrêter sur le bas-côté.

Les sujets qui supportent le travail posté ont une structure temporelle très résistante, avec une grande amplitude de leurs rythmes circadiens pour l'alternance veille/sommeil, la température et la force musculaire nécessaires, et peu ou pas de désynchronisation interne. Ils arrivent le plus souvent à endurer ce type de changement permanent de leur rythme circadien jusqu'à quarante ans, mais à partir de cet âge, leur organisme tolère moins bien ces variations, du fait de la vitesse différente de leur horloge biologique interne. Lorsque nous vieillissons, notre faculté d'adaptation à ce type de changements décroît. Ces sujets doivent alors parfois revenir à une activité diurne et un repos nocturne.

Les études les plus récentes montrent qu'il faudrait étaler sur de plus longues périodes les changements de poste diurne/nocturne, en passant par exemple d'une semaine à pas moins de trois semaines successives, pour minimiser les risques d'accidents de la route et du travail.

Pour resynchroniser l'horloge biologique de ces sujets, on peut utiliser l'exposition à une intense lumière artificielle, de 10 000 lux, le soir et/ou durant leur travail de nuit, et de se protéger de cette lumière vive le matin. Le fait d'exposer ces personnes à cette lumière trois jours de suite, le soir, avant leur chute maximale de température corporelle, permet de réajuster et de retarder l'heure habituelle de cette baisse de température et donc leur endormissement et leur réveil. De même, si cette exposition lumineuse est réalisée plus tard, peu après la baisse maximale de température, cela avance la chute de température du lendemain soir et donc l'endormissement est plus précoce.

Si vous êtes astreint à un travail posté, vous pouvez aussi suivre certaines règles simples : laissez-vous du temps pour vous relaxer après le travail avant de vous mettre au lit : vous ne pouvez pas espérer de vous arrêter de travailler à onze heures du soir et de vous endormir immédiatement après, vers onze heures trente. Vous devez planifier vos horaires de sommeil et vous y tenir, en essayant d'avoir des horaires tournants se succédant dans le sens des aiguilles d'une montre, c'est-à-dire successivement le matin, dans la journée, le soir et la nuit. Vérifiez que votre chambre à coucher est aussi sombre que possible, et insonorisée. En effet, le bruit est l'un des principaux pourvoyeurs d'insomnie chez les travailleurs de nuit, un bruit de 70 dbs réduisant la quantité de sommeil profond. Vous pouvez vous aider de masques de nuit et de bouchons anti-bruit pour les oreilles. Débranchez le téléphone et la sonnette d'entrée. Si vous travaillez en changeant régulièrement d'horaires de travail, préparez-vous les jours précédents à votre nouvel horaire. Prévenez les autres membres de votre famille que vous dormez, en affichant un panneau «ne pas déranger» sur la porte de votre chambre à coucher. Essayez de discuter le plus possible avec votre femme et vos enfants de ce qu'ils ressentent et des conséquences de vos horaires de travail inhabituels sur leur propre vie, afin que vous puissiez répondre à leurs besoins et souhaits durant vos jours de repos. Profitez au maximum de ces jours de repos pour récupérer de votre dette de sommeil : courtes siestes, grasse matinée.

Les causes médicales d'insomnie

De nombreuses maladies peuvent entraîner des troubles du sommeil : une rhinite ou conjonctivite allergiques, une bronchite, un emphysème, un reflux gastro-œsophagien, une arthrose, une infection urinaire, les bouffées de chaleur de la ménopause, un déséquilibre hormonal thyroïdien, ou métabolique, comme le diabète. Plus rarement, il peut s'agir d'empoisonnement par des métaux toxiques : cuivre, plomb, thallium ou arsenic.

Des médicaments peuvent aussi être la cause d'insomnie : certains antidépresseurs ou anti-hypertenseurs, les broncho-dilatateurs, certains traitements hormonaux ou la chimiothérapie. Parfois, certains antalgiques qui contiennent de la caféine peuvent en être responsables, d'où l'importance de bien lire les notices des médicaments que vous prenez et de vous renseigner auprès de votre médecin ou de votre pharmacien sur les éventuelles interactions médicamenteuses possibles.

Chez l'enfant, les plus fréquentes causes médicales d'insomnie sont les poussées dentaires, les problèmes gastro-intestinaux ou infectieux, les hypertrophies des végétations adénoïdes, ou des amygdales.

Le sommeil et le système immunitaire

On connaît depuis longtemps l'importance du sommeil pour la santé et pour la guérison de certaines maladies, notamment les maladies infectieuses, en améliorant la réponse immunitaire de l'organisme. On a constaté en effet que si l'on empêche de dormir des animaux atteints d'une maladie infectieuse, ils ont plus de mal à combattre l'infection. Des rats privés de sommeil développent une septicémie qui semble être la cause de leur mort, la perte de sommeil semblant altérer la capacité de ces animaux à se défendre eux-mêmes contre l'infection microbienne. Ainsi, la libération nocturne de mélatonine régule à la fois la libération de substances appelées les cytokines et l'immunité à médiation cellulaire. De même, les bactéries et les virus induisent la production de ces cytokines qui modifient la réponse immunitaire ainsi que le sommeil. À faibles doses, chez le rat, l'interleukine 1 augmente le sommeil paradoxal, mais à fortes doses elle inhibe le sommeil, de jour comme de nuit.

De même, chez l'homme, les patients déprimés ont une moindre réactivité immunologique du fait de leur moins bonne qualité de sommeil. Le repos contribue donc à nos défenses contre l'infection. On sait que l'interleukine 1B stimule le sommeil chez les rats, les lapins et les chats, de même que l'interféron alpha 2.

Les traitements médicamenteux traditionnels de l'insomnie

Les différents types de somnifères

Les patients les plus âgés éliminent plus lentement que les autres les somnifères de leur organisme, d'où un retentissement sur leurs fonctions intellectuelles le jour suivant, voire sur leur fonction rénale ou hépatique, comme chez les alcooliques.

Il y a plusieurs classes de somnifères, dont principalement les barbituriques et les benzodiazépines.

Les barbituriques ont été longtemps le traitement de choix il y a plusieurs années. Mais ils sont de moins en moins prescrits du fait de leurs nombreux effets secondaires. Ils modifient l'architecture normale du sommeil, entraînent une dépendance et peuvent être mortels en cas de surdosage, surtout s'ils sont associés à l'ingestion d'alcool.

Les benzodiazépines

Utilisées pour leurs effets sédatif et anxiolytique, elles n'ont pas beaucoup d'effets secondaires, influant peu sur le déroulement normal du sommeil, mais elles peuvent être dangereuses si elles sont associées à d'autres traitements ou à la prise d'alcool. De plus, elles provoquent une accoutumance, avec un syndrome de sevrage lors de leur arrêt brutal. Elles modifient moins l'architecture du sommeil que les barbituriques, mais augmentent néanmoins la quantité de sommeil lent, le plus réparateur, au détriment du sommeil paradoxal. Il existe aussi un phénomène d'échappement, c'est-à-dire que pour la même dose de traitement, on observe de moins en moins d'effet, ce qui entraîne le patient à prendre des doses de plus en plus fortes.

De nouveaux somnifères non benzodiazépiniques, de demi-vie plus courte, sont apparus sur le marché depuis une dizaine d'années, avec moins d'effets secondaires, et surtout, un sommeil plus naturel (Zopiclone et Zolpidem), du fait d'un meilleur respect de l'architecture du sommeil. Enfin, ils semblent entraîner moins de dépendance.

Les antihistaminiques

Ils sont habituellement prescrits pour des problèmes d'allergie, mais comme ils ont souvent comme effet secondaire une somnolence, certains sont prescrits comme traitement d'appoint sans ordonnance.

Cette somnolence peut, chez certaines personnes durer plusieurs heures après le réveil et avoir les mêmes inconvénients que les somnifères plus classiques.

On met beaucoup d'espoir dans les ampakines, nouvelle classe de psychotropes, dont le «CX 717», capable d'augmenter les facultés cognitives et d'éliminer les effets du manque de sommeil.

En résumé

Les somnifères ne doivent être utilisés que de façon occasionnelle, pour de courtes durées, durant des périodes douloureuses ou post-opératoires, en utilisant le dosage le moins fort, en coupant le comprimé en deux, si cela est suffisant, surtout après soixante ans. Après avoir avalé le comprimé, il faut éviter de conduire ou d'utiliser des engins dangereux, de consommer de l'alcool. Surtout, il faut éviter de donner des somnifères à un enfant ou une femme enceinte, à un sujet alcoolique ou suspect de faire des apnées du sommeil.

Les effets des somnifères

Il y a quelques années, les somnifères et les tranquillisants étaient les médicaments les plus prescrits au monde. Néanmoins, les Français restent parmi les plus gros consommateurs de ce type de médicaments. Comme on connaît mieux aujourd'hui les effets pervers de ces traitements, les médecins ont de plus en plus tendance à en prescrire la plus petite dose, le moins possible et surtout pour de courtes périodes. D'où l'intérêt de demander l'avis de votre médecin, avant de commencer tout traitement par des somnifères.

Les somnifères ne sont efficaces que sur de courtes périodes.

C'était notamment le cas des barbituriques, qui n'étaient efficaces que quelques semaines. Les nouvelles molécules sont actives plus longtemps, durant plusieurs mois, mais peut-être pas durant des années. Elles ne devront êtres prescrites qu'à dose la plus faible et sur une durée maximale de vingt-huit jours. Le traitement devra être arrêté très progressivement, en diminuant d'un quart de comprimé tous les dix jours, jusqu'à l' arrêt complet. On peut aussi diminuer par paliers d'un quart de comprimé, un jour sur deux.

Par la suite, on pourra exceptionnellement utiliser ces nouvelles molécules, si on les a déjà utilisées, lorsqu'on doit passer un examen essentiel ou si l'on doit signer un contrat important le lendemain.

Ils peuvent provoquer une insomnie de rebond

Après plusieurs semaines de traitements par somnifères, il peut devenir difficile de s'en passer, et cela peut causer une insomnie, l'insomnie de rebond, qui peut durer elle aussi, plusieurs semaines. C'est comme si vous empruntiez de l'argent à la banque : vous aurez un jour à le rembourser. De même, le fait d'emprunter du sommeil grâce à ces somnifères vous amènera à devoir le rembourser par une insomnie de rebond, qui sera pire que la précédente. De plus, vous pouvez devenir de plus en plus dépendant, les somnifères devenant une véritable «béquille chimique», qui pourra poser problème lorsqu'il faudra arrêter de les prendre, car cela entraînera un syndrome de sevrage, avec une anxiété et une fébrilité intenses, voire des tremblements.

Ils ne sont pas dénués d'effets secondaires

Beaucoup de gens prennent des somnifères en espérant avoir une meilleure nuit, pour être plus en forme le lendemain matin. Or, rien n'est plus trompeur. Les somnifères ne procurent pas un sommeil équivalent au sommeil naturel. Avec une désorganisation de l'architecture du sommeil, ils peuvent entraîner une baisse des performances du lendemain, le patient étant mal réveillé, voire somnolent. Ainsi, si l'on compare les résultats de deux groupes de populations : ceux qui ont pris des somnifères et d'autres qui ont pris des placebos, et si on leur demande d'additionner des nombres, de jouer à des jeux vidéo, de copier des dessins, de prendre des décisions, ou de se rappeler des mots, on obtientra de meilleurs résultats avec la population placebo. De même pour les traitements considérés comme plus légers, car vendus en pharmacie sans ordonnance, on observe aussi une baisse des performances le lendemain de la prise.

Certains somnifères peuvent entraîner une amnésie temporaire des évènements récents, sans que les sujets qui en souffrent s'en rendent toujours compte. Ils ne se rappellent simplement pas ce qu'ils ont fait ou dit. La plupart des somnifères ont d'autres effets secondaires possibles, pouvant provoquer une hypertension artérielle, de l'anxiété, des vertiges, une fatigue, des nausées, une confusion, des troubles digestifs, une perte d'appétit, des troubles de la vision, des rashs cutanés, ou des problèmes urinaires. Ils peuvent aussi aggraver des apnées du sommeil pré-existantes, en augmentant leur durée et leur nombre, et la baisse du niveau d'oxygène sanguin qui en résulte.

Parfois, dans certaines maisons de retraite, avec peu de personnel infirmier durant la nuit, on prescrit des somnifères pour que les personnes âgées ne soient pas trop agitées, ce qui peut être la cause d'accidents. Ainsi, un patient peut se lever pour aller aux toilettes et tomber, voire même se fracturer le col du fémur, étant trop assommé par un traitement somnifère trop dosé.

On ose espérer que la situation ubuesque où l'infirmière réveille le patient parce qu'il est l'heure de prendre son somnifère deviendra de moins en moins proche de la réalité.

Les somnifères peuvent avoir des effets secondaires non négligeables, d'où le fait qu'il faut les réserver aux insomnies réactionnelles. Ils peuvent perdre leur efficacité avec le temps, les patients ayant alors tendance à augmenter le dosage médicamenteux qu'ils prennent. Ils peuvent être dangereux en cas de problèmes rénaux ou hépatiques, du fait de leur accumulation dans l'organisme, mais aussi lorsqu'il existe des troubles respiratoires ou chez une femme enceinte, avec le risque de malformations graves pour le fœtus.

Les somnifères peuvent avoir des interactions avec d'autres médicaments, comme les traitements antidouleur, antiulcéreux, et avec l'alcool. On se rappelle notamment la mort de Marylin Monroe, par ingestion combinée d'alcool et de somnifères.

Comment s'en débarrasser ?

Pour se défaire de l'usage des somnifères

On ne doit jamais interrompre un traitement hypnotique ou anxiolytique brutalement, mais au contraire, il faut procéder très progressivement. Vous pouvez diminuer par paliers, en coupant vos comprimés de moitié pendant une semaine, puis du quart la semaine suivante, puis en jetant dans les toilettes les comprimés restant, le jour de votre arrêt définitif. Vous pourrez tenir en sachant que vous avez le droit d'en prendre à n'importe quelle heure seulement si vous passez plus de deux nuits d'insomnie d'affilée. Vous devrez avoir pris la décision de façon ferme et définitive, en l'ayant annoncé à vos proches, afin que vous vous sentiez obligé de vous y tenir. Pensez aux côtés positifs : combien vous dormirez mieux sans somnifères, avec un réveil plus facile.

Enfin, certains médecins tentent de faciliter le sevrage en utilisant «l'effet placebo». Le mot placebo provient du latin placere (plaire) au futur, signifiant «je plairai», le remède ayant été prescrit plus pour faire plaisir au patient que pour lui être utile. En fait, on s'est rendu compte que le seul fait d'imaginer être soulagé par un antidouleur-placebo, donc sans effet pharmacologique, pouvait être suffisant pour entraîner la sécrétion par notre cerveau de morphine naturelle, les fameuses endorphines. Un chercheur américain, le Dr Jon-Kar Zubieta, de l'université du Michigan, a même pu photographier ce placebo en août 2005 dans le cerveau de jeunes volontaires étudiés par Pet-scan et RMN (Résonance Magnétique Nucléaire), ces patients étant soumis à des stimulations douloureuses. En imaginant recevoir un antidouleur, en fait un placebo, cela a provoqué une sécrétion d'endorphines chez des sujets dits «placebo-répondeurs». L'administration d'un placebo antidouleur entraînerait donc la sécrétion d'endorphines et d'autres neurotransmetteurs de façon similaire à celle induite par de véritables antalgiques.

Dans le cas de l'insomnie, les médecins prescrivent, avec l'accord du patient, des piluliers contenant à la fois des pilules somnifères et de pilules placebos, sans que le patient sache laquelle est un somnifère ou un placebo. Cela permet à la personne insomniaque de prendre conscience qu'elle peut dormir sans somnifère. Dans ce cas, le sevrage peut durer entre quatre à six semaines.

Chapitre V

Les troubles pathologiques du sommeil et comment y remédier

En dehors de l'insomnie, il y a surtout deux catégories de troubles du sommeil : la somnolence diurne excessive et les parasomnies.

La somnolence diurne excessive

Le fait de s'assoupir souvent durant la journée, dans des situations où on devrait rester éveillé est lié à une somnolence diurne excessive, surtout si vous n'êtes ni fatigué, ni déprimé. Cette somnolence diurne est la cause de 400 000 accidents de circulation par an, aux États-Unis, dont 6 500 sont mortels. Elle entraîne notamment trois fois plus d'accidents que par rapport à des sujets qui n'ont pas de somnolence diurne.

Vous pouvez déjà commencer par évaluer votre degré de somnolence diurne par l'Échelle de somnolence d'Epworth, qui permet de connaître la probabilité de sommeiller ou de vous assoupir dans diverses circonstances de la journée.

Ce questionnaire prend en compte les faits récents. Même si vous n'avez pas été dans certaines de ces situations récemment, essayez de tenter d'imaginer quelles auraient été vos réactions dans ces situations.

Employez, s'il vous plaît, l'échelle suivante et choisissez le score le plus approprié à chaque situation.

Vous ne sommeillez jamais :. . . . . score 0
Vous avez une faible chance de sommeiller : . . . . score 1
Vous avez une chance moyenne de sommeiller : . . . . . score 2
Vous avez une forte chance de sommeiller : . . . . score 3

SITUATION	SCORE DE SOMNOLENCE
En lisant en position assise	☐
En regardant la télévision	☐
En restant assis et inactif dans un endroit public (par exemple, au théâtre ou en réunion)	☐
En restant assis en tant que passager dans une voiture pendant une heure, sans coupure	☐
En position couchée pour se reposer dans l'après-midi quand les circonstances le permettent	☐
En parlant en position assise	☐
En position assise après un déjeuner sans alcool	☐
Dans une voiture à l'arrêt pour quelques minutes en plein milieu de la circulation	☐

Additionnez vos résultats pour connaître votre score. S'il dépasse 10, votre somnolence est anormale et il va falloir compléter ce test par d'autres examens médicaux.

Pour faire un diagnostic plus complet de la somnolence diurne excessive, on utilise un test appelé le MSLT (Multiple sleep latency test), ou TILE : Test itératif de latence d'endormissement.

Vous allez dormir tout d'abord dans un laboratoire du sommeil pour un enregistrement polygraphique du sommeil, pour être sûr que vous avez eu une bonne nuit de sommeil. Puis, durant la journée suivante, vous devrez revenir vous allonger toutes les deux heures, à cinq reprises, pour des siestes de vingt minutes.

Le résultat est la moyenne du temps mis pour vous endormir lors des cinq tests. Si vous vous endormez en moins de huit minutes, le résultat est anormal : vous souffrez d'hypersomnolence diurne.

Si on retrouve du sommeil paradoxal pendant les tests, on évoquera le diagnostic de narcolepsie.

Vous pouvez maintenant essayer de faire le test suivant à la maison, après une bonne nuit de sommeil. Allongez-vous toutes les deux heures le jour suivant, en tenant une paire de clés entre deux doigts, votre bras pendant sur le côté du lit. Lorsque vous vous endormirez, les clés vont tomber et vous réveiller. Si elles tombent en moins de sept minutes, vous pouvez suspecter que vous êtes excessivement somnolent. Dans ce cas, avant de consulter un médecin, tentez de dormir une à deux heures de plus chaque nuit. Si vous étiez en manque de sommeil, vous allez rapidement récupérer et ne plus être somnolent. À l'inverse, si vous continuez à somnoler, il faut en rechercher la cause par des examens plus complets dans un laboratoire du sommeil, car il peut s'agir d'un syndrome d'apnées du sommeil, de narcolepsie, de mouvements périodiques des jambes, ou d'un problème neurologique.

Vous devez alors vous poser quatre questions :

1. **Est-ce que vous ronflez avec un sommeil de mauvaise qualité et des arrêts respiratoires durant la nuit ?**
   On peut alors penser à un syndrome d'apnées du sommeil.

2. **Est-ce que vous devenez tout d'un coup entièrement faible, avec la nécessité impérieuse de vous asseoir et une perte de votre vigilance, surtout quand vous êtes nerveux ou en colère ?**
   Il faut alors évoquer une narcolepsie.

3. **Est-ce que vous jambes bougent en donnant des coups de pieds dans le lit durant la nuit ?**
Le diagnostic le plus probable est alors des mouvements périodiques des jambes.

4. **Est-ce que vous avez récemment arrêté ou pris un nouveau traitement ?**
Certains médicaments (antihistaminiques, tranquillisants, bêtabloquants) peuvent être la cause de somnolence, et vous devrez peut-être changer de traitement. De même, la prise d'alcool ou de drogues, des problèmes hormonaux, infectieux ou neurologiques doivent être recherchés parmi les causes de somnolence diurne excessive.

Vous pourrez peut-être affiner le diagnostic dans un centre spécialisé à l'aide d'un actimètre, petit appareil de la taille d'une montre, porté au poignet non dominant, qui enregistre tous les mouvements durant une à deux semaines. Grâce à lui, on pourra déterminer les périodes de sommeil sur plusieurs jours, et confronter ces résultats à un agenda de sommeil établi par le patient. L'actimètrie permet également de vérifier la différence d'activité entre la journée et la nuit, avec des pics dans la matinée, un infléchissement de la courbe vers 14 heures, puis de nouveau des pics en fin d'après-midi. On peut ainsi s'apercevoir qu'il existe un rythme de fond sur 24 heures, avec des fluctuations de la vigilance toutes les 90 minutes et des moments plus propices au sommeil, les «portes d'entrée» du sommeil. Lorsqu'un dormeur rate sa «porte d'entrée» dans le sommeil, il lui faut ensuite attendre le début du cycle suivant pour retrouver une période propice à l'endormissement.

Le ronflement simple et l'apnée du sommeil

Le ronflement est un bruit produit par la vibration de l'air au passage des tissus des voies aériennes supérieures dans des zones de rétrécissement : le nez, le voile du palais et l'arrière-gorge. Il devient gênant lorsqu'il dépasse une certaine intensité de 40 décibels, réveillant le conjoint ou l'empêchant de dormir. Il peut être isolé ou, au fil des années, devenir le signal d'alarme révélateur d'un syndrome d'apnées du sommeil, sorte d' asphyxie nocturne à petit feu, surtout si le patient présente également des problèmes de somnolence diurne.

Le terme apnée signifie absence de respiration. L'apnée est l'arrêt respiratoire d'un sujet pendant plus de soixante secondes pendant le sommeil, qui se termine par une toux et réveille le patient pendant une à deux secondes. Le patient se réveille en haletant et suffoquant, s'asphyxiant, à la recherche d'air, car le cerveau provoque un éveil pour rouvrir les voies respiratoires, puis, après une reprise respiratoire salvatrice, le sujet se rendort.

Cela peut survenir plus d'un millier de fois durant la nuit, ce qui explique la fatigue matinale du patient apnéique. Les patients sont souvent inconscients de leurs apnées et du nombre de fois qu'ils se réveillent, mais ils sont fatigués, somnolents, avec des problèmes de mal de tête le lendemain matin et un manque de concentration. Les symptômes les plus fréquents sont la surcharge pondérale et le ronflement. 85 % des patients qui souffrent d'apnées du sommeil sont des hommes et environ la moitié d'entre eux ont un poids qui dépasse d'au moins 30 % leur poids idéal., l'obésité jouant un rôle du fait de l'écrasement des voies aériennes supérieures par une grosse langue et un cou épaissi par la graisse. Dans ce dernier cas, les tissus de la gorge sont tellement épaissis et flaccides qu'ils sont aspirés et se rejoignent vers le milieu de la gorge, à l'origine d'une fermeture des voies aériennes et des apnées.

Il y a deux types d'apnées : les apnées centrales et les apnées obstructives. Dans l'apnée centrale, le centre respiratoire cérébral n'active pas la respiration et on se réveille en suffoquant. Dans l'apnée obstructive, la plus fréquente, les voies respiratoires se referment temporairement pendant le sommeil, leurs parois aspirées l'une vers l'autre, bloquent la respiration et empêchent l'air d'arriver jusqu'aux poumons. Cela peut être lié à une luette trop longue, à un nez bouché, ou à une langue qui bascule trop en arrière dans le fond de la gorge. Le patient se réveille ensuite, en émettant une forte et brutale inspiration.

Comme ces sujets se réveillent souvent durant la nuit, ils peuvent souffrir aussi d'insomnie. Mais surtout, ils présentent le lendemain une somnolence diurne excessive qui doit les amener à consulter un médecin oto-rhino-laryngologiste, afin de déterminer si la cause est vélo-pharyngée, linguale et/ou nasale. Puis, un enregistrement du sommeil sera nécessaire, en laboratoire du sommeil, par polysomnographie, ou en ambulatoire, par polygraphie ventilatoire, avec une analyse de paramètres respiratoires et/ou du sommeil. Dans ce dernier cas, on respecte plus les habitudes de sommeil du patient.

On peut également retrouver à l'enregistrement du sommeil, en dehors des apnées, des micro-éveils, éveils fugaces de 3 à 15 secondes, qui fragmentent le sommeil, mais sont trop courts pour être mémorisés par le patient. Ces micro-éveils aggravent le risque de somnolence diurne excessive du patient.

Le syndrome d'apnées du sommeil est beaucoup plus fréquent chez les hommes, puisqu'il survient chez trente hommes pour une femme, à l'âge de cinquante ans.

2 à 6% de la population générale, dont 4 à 8% des hommes et 2 à 4% des femmes, avec 25% des personnes âgées de plus de 65 ans en sont affectés. Actuellement, environ deux à trois millions de Français en sont atteints et 130 000 patients sont traités par un appareil de ventilation continue. On considère que neuf apnéiques sur dix ne sont pas diagnostiqués, alors qu'il suffirait de penser aux patients qui se plaignent de fatigue s'ils ronflent et s'ils présentent une somnolence diurne. Ainsi, un médecin généraliste soignant 400 hommes entre 40 et 75 ans devrait normalement dépister 20 syndromes d'apnées du sommeil, tandis qu'un cardiologue suivant 1 000 hommes de 40 à 75 ans devrait statistiquement diagnostiquer 60 syndromes d'apnées du sommeil.

Une obésité est présente dans deux tiers des cas. On retrouve souvent des facteurs anatomiques spécifiques : cou court, profil de musaraigne avec un menton rentré (rétrognathie).

C'est après la ménopause que les femmes présentent le plus d'apnées, car la progestérone protégerait les femmes jusque-là, en stimulant leur respiration. Comme le cœur et le cerveau ne sont pas suffisamment oxygénés pendant ces périodes de pauses respiratoires, le syndrome d'apnées du sommeil peut entraîner de nombreuses complications, notamment cardio-vasculaires, infarctus du myocarde, hypertension artérielle et troubles du rythme cardiaque, mais aussi neurologiques : hémiplégies, voire même, selon les études du Pr Sonia Ancoli- Israël de San Diego, favoriser la survenue d'une maladie d'Alzheimer. Ainsi, on retrouve un syndrome d'apnées du sommeil chez 85 % des patients qui souffrent d'une hypertension artérielle réfractaire.

On le suspecte même de pouvoir être à l'origine de morts subites durant le sommeil. Les arythmies cardiaques surviendraient du fait de la baisse en oxygène dans le sang, qui rend plus difficiles les battements cardiaques. Il peut également provoquer une baisse de la libido et des capacités de concentration et de mémorisation. Enfin, on retrouve une insulinorésistance qui est à l'origine de troubles du métabolisme dû à la baisse d'oxygène dans le sang durant la nuit

L'hypersomnolence diurne liée aux apnées du sommeil est responsable de trois à sept fois plus de fréquence d'accidents de voiture, par rapport aux sujets non apnéiques, du fait de temps de réaction allongés et de problèmes de concentration au volant. Dans une étude, 60 % de ces patients apnéiques déclarent s'être endormis au volant au moins une fois en conduisant, et un quart se sont endormis au moins une fois par semaine.

C'est la raison pour laquelle certains imposent aux chauffeurs de poids lourd de passer les tests itératifs de latence d'endormissement, avant d'obtenir leur permis de conduire, afin de démontrer qu'ils ne souffrent pas de somnolence excessive diurne.

Vous pouvez tenter de savoir si vous êtes sujet à cette hypersomnolence diurne en remplissant le questionnaire ci-dessus, dénommé Échelle de somnolence d'Epworth. Elle évalue la fréquence de la tendance à la somnolence durant la journée de chaque personne. En fonction de vos réponses, vous saurez si vous devez ou non suspecter chez vous une somnolence diurne excessive. Le cas échéant, parlez-en à votre médecin.

Chez l'enfant, les apnées du sommeil sont surtout provoquées par des amygdales ou des végétations adénoïdes trop grosses. L'enfant est alors paresseux, agressif, peu motivé et souvent fatigué, avec parfois une énurésie, c'est-à-dire qu'il urine dans son lit durant son sommeil. L'ablation chirurgicale des amygdales et/ou des végétations suffira alors pour traiter ce problème.

Selon le Pr William Dement, de l'université Stanford, en Californie, toute personne de plus de 65 ans devrait subir un enregistrement du sommeil à le recherche d'apnées et d'hypoxie nocturne. En effet, toujours selon lui, 75 % des cas d'apnées du sommeil (qu'il qualifie «d'étrangleur nocturne») ne sont pas diagnostiqués. Selon lui, il n'existe pas d'autre exemple «d'une maladie aussi dangereuse, répandue, guérissable et aussi peu reconnue. C'est comme si le diabète était bien étudié par les laboratoires de recherche, l'insuline disponible, mais les médecins complètement ignorants de l'existence de la maladie». Toujours selon lui, les patients souffrant d'hypertension ou de problèmes cardiaques devraient systématiquement se poser ces deux questions : «suis-je fatigué pendant la journée ?» et «Est-ce que je ronfle ?».

Traitement

Le traitement du ronflement simple dépend de la cause de ce ronflement. S'il s'agit d'une obstruction nasale ou d'un voile du palais vibratoire, le laser CO2 ou la radiofréquence sont le plus souvent suffisants pour soulager le ronfleur de façon simple et efficace, en ambulatoire, sous anesthésie locale, avec peu ou pas de douleur post-opératoire. S'il s'agit d'une trop grosse langue (macroglossie) ou d'un retrait du menton (rétrognathie), une orthèse dentaire d'avancement mandibulaire (appareil dentaire en silicone avançant la langue), portée par le patient la nuit, permet d'éviter la chute et la vibration de la langue vers l'arrière durant le sommeil.

En cas de syndrome d'apnées du sommeil avec surcharge pondérale, il vous faudra commencer par perdre du poids : la perte de 10 à 20 % du poids initial permet de diminuer le nombre d'apnées de moitié Il faut également diminuer ou éliminer les autres facteurs aggravants comme les somnifères, les tranquillisants, l'alcool. La ventilation nasale nocturne en pression positive continue (PPC) est le traitement de référence, lorsqu'il est toléré par le patient et que l'index d'apnées-hypopnées est supérieur à 30 par heure de sommeil. Le patient porte un masque sur le nez relié à un petit compresseur qui envoie régulièrement de l'air sous pression. Cette pression permet de maintenir les voies aériennes ouvertes afin que le patient puisse respirer normalement. Les patients sont ensuite souvent assez surpris de l'amélioration de leur qualité de sommeil et surtout de leur meilleur éveil durant la journée, avec notamment une meilleure concentration au travail.

Le principal inconvénient de cette ventilation est la nécessité d'utiliser ce masque nasal toute la nuit, chaque nuit jusqu'à la fin de sa vie. En fait, lorsque l'on place des dispositifs espions dans l'appareil pour savoir s'il est réellement utilisé par le patient, on s'aperçoit que les patients qui l'utilisent sérieusement mettent ce masque surtout en début de nuit, environ quatre heures par nuit, alors que les autres ne l'utilisent qu'une ou deux heures, voire pas du tout.

Les solutions par laser, par radiofréquence ou par chirurgie doivent porter sur les trois étages des obstructions des voies aériennes et le médecin O.R.L. peut s'aider d'un examen échographique de voies nasales (rhinométrie acoustrique) ou oropharyngée (pharyngométrie acoustique) pour déterminer avec plus de précision l'origine exacte des ronflements et des apnées obstructives. S'il s'agit d'un obstacle nasal (cloison nasale déviée ou cornets trop gros), il pourra être levé par chirurgie laser, sous anesthésie locale, en ambulatoire, ou par chirurgie au bistouri, sous anesthésie générale, avec hospitalisation.

S'il s'agit d'un obstacle du fait d'un voile du palais et d'une luette trop longue et/ou trop épaisse, le traitement consistera à recalibrer le conduit oro-pharyngé en raccourcissant partiellement la luette et/ou le voile par laser sous anesthésie locale (pharyngoplastie laser ou LAUP : Laser-assisted Uvulapharyngoplasty) ou par chirurgie sous anesthésie générale. Par laser, le traitement est réalisé en ambulatoire, sans hospitalisation et sans douleur pendant l'intervention, en une dizaine de minutes, en cabinet médical ou en clinique, le patient pouvant ensuite rapidement reprendre ses activités normales tout en évitant de consommer de l'alcool, des aliments acides ou épicés et de prendre de l'aspirine. Le patient ressentira simplement une petite douleur d'angine pendant quelques jours après l'intervention, calmée par un traitement antidouleur adapté.

S'il s'agit d'un obstacle maxillo-mandibulaire, on utilisera alors soit une orthèse d'avancement, soit une chirurgie maxillo-faciale.

Dans les cas extrêmes, avec très importante surcharge pondérale, on pourra aller jusqu'à pratiquer une trachéotomie, en créant un petit trou dans la trachée et en y insérant un tube en silicone fermé le jour, et ouvert la nuit afin de faciliter la ventilation.

La narcolepsie ou maladie de Gélineau

Il s'agit d'une maladie présente chez 0,15 % de la population générale. C'est une maladie qui commence lentement à la fin de l'adolescence ou chez l'adulte jeune. Elle est héréditaire, les proches d'un patient qui en souffre ayant soixante fois plus de chances d'en être également atteints. D'ailleurs des marqueurs génétiques de cette maladie ont été identifiés : il s'agit des groupes tissulaires HLA DR2, DR15, DRB1, et DQB1.

Cliniquement, elle se manifeste notamment le fait d'avoir des accès irrésistibles de sommeil dans la journée, avec des endormissements brutaux soudains, incontrôlables, irrépressibles. On observe aussi des crises soudaines de faiblesse musculaire, voire une cataplexie, un effondrement brutal, survenant surtout dans des moments d'excitation ou d'émotion : rire ou colère. Le sujet peut présenter une brusque faiblesse musculaire : il tenait un objet, il le lâche.

La somnolence peut survenir après une frayeur subite, une surprise, une excitation, ou une émotion telle qu'un fou rire, parfois même dans des circonstances inhabituelles : au milieu d'un repas, en pleine conversation, au volant d'une automobile, en pratiquant un sport, voire même en faisant l'amour. Des rêves avec des hallucinations effrayantes peuvent aussi survenir à l'endormissement, ou des rêves vécu comme la réalité. Certains malades effectuent des gestes automatiques sans s'en rendre compte durant plusieurs minutes, et sans s'en pouvoir s'en rappeler par la suite.

À l'enregistrement du sommeil, on va retrouver un ou plusieurs endormissements en sommeil paradoxal, dès le début du sommeil, avec des latences d'endormissements très courtes.

Le traitement peut être médicamenteux : antidépresseur, et/ou psychostimulant, tel que le modafinil (Modiodal R), à dose minimale, à augmenter progressivement jusqu'à obtenir l'effet désiré.

Mais il faut aussi prévoir une hygiène de vie rigoureuse, avec de courtes siestes de vingt minutes, de une à cinq fois durant la journée et un respect du temps de sommeil, suffisant et à horaires réguliers. La maladie peut s'améliorer avec l'âge, avec des crises de moins d'intensité. Elle peut être tellement handicapante que le patient doit parfois quitter son travail, ne pouvant l'exercer sans risques ou doit s'arrêter de conduire pendant une période provisoire, tant que l'efficacité du traitement n'est pas prouvée. Elle est parfois tellement invalidante que, lorsque l'on étudie l'impact de diverses maladies sur la qualité de vie, la narcolepsie arrive au second rang après la quadriplégie, après la sclérose en plaques et l'insuffisance rénale chronique.

Le syndrome d'impatiences musculaires des membres inférieurs (SIME) ou syndrome des jambes sans repos (SJSR)

Il touche 5 à 15 % des sujets normaux, 11 % des femmes enceintes, 15 à 20 % des patients souffrants d'urémie et jusqu'à 30 % des malades atteints d'arthrite rhumatoïde. Il est deux fois plus fréquent chez la femme que chez l'homme. Sa sévérité augmente avec l'âge et s'aggrave après 50 ans.

Il s'agit d'un trouble du système nerveux lié à un problème de transmission d'un neuromédiateur, la dopamine, avec un facteur héréditaire retrouvé dans 60 % des cas.

Il s'agit de patients qui n'arrivent pas à dormir du fait de paresthésies : des fourmillements, des tiraillements, des picotements dans les membres inférieurs avec une furieuse envie de bouger leurs jambes durant leur sommeil. On retrouve quatre critères définissant cette maladie : les fourmillements, une hyperactivité motrice, une augmentation des symptômes au repos, alors qu'ils sont améliorés par les mouvements, notamment la marche, une aggravation des symptômes en soirée et au fil de la nuit.

Si les fourmillements surviennent lors du coucher, ils peuvent provoquer un délai d'endormissement plus long. S'ils surviennent au cours de la nuit, le patient doit alors se lever et marcher plusieurs minutes, voire plusieurs heures, pour se soulager avant de retrouver le sommeil. Il pourra aussi être soulagé par un massage de ses jambes.

Ce syndrome est souvent lié au manque d'exercice. Après le début de la rééducation, le syndrome d'impatiences peut devenir pire pour une à deux semaines.

La somnolence diurne apparaît dans les cas les plus graves, chez un tiers des malades. Surtout, les impatiences peuvent devenir tellement invalidantes qu'elles peuvent poser des problèmes de couple, voire conduire à des idées suicidaires. Habituellement, les symptômes s'aggravent avec l'âge, allant jusqu'à apparaître chaque nuit. Le SIME peut être associé à une carence en zinc et/ou en cuivre et/ou en fer ou à un manque en acide folique. Une analyse biologique des taux d'oligo-éléments dans le sang pourra être utile pour aider au diagnostic, mais il faudra également recherche d'autres causes, métaboliques ou rénales : une grossesse, un diabète ou des effets secondaires médicamenteux.

Les mouvements périodiques des jambes ou des bras

Plus de 80 % des sujets au SIME souffrent aussi de mouvements périodiques des jambes durant le sommeil. Il s'agit surtout de contractions musculaires : d'un mouvement d'extension du gros orteil, une flexion du pied, voire du genou et de la hanche. On peut par exemple observer des mouvements très brutaux de flexion-extension de la jambe sur la cuisse.

Ces mouvements incontrôlés des jambes ou des bras, très courts, ne durent que 2 à 5 secondes, et surviennent toutes les dix à quarante secondes, parfois durant quelques minutes seulement, parfois durant toute la nuit. Si vous êtes réveillé quelques fois durant la nuit par ces mouvements périodiques, cela peut vous occasionner de l'insomnie, étant obligé de vous lever pour marcher et vous dégourdir les jambes. S'ils sont encore plus fréquents, ils peuvent entraîner une somnolence diurne excessive.

Ils surviennent surtout après vingt ans, mais dans environ 20 % des cas avant l'âge de 20 ans.

Parfois, du fait de la méconnaissance du diagnostic de syndrome des jambes sans repos, les malades qui en souffrent peuvent être soignés comme s'ils souffraient de troubles psychiatriques et être bourrés de tranquillisants. Ils peuvent d'ailleurs s'associer à des apnées du sommeil, une narcolepsie ou la prise d'antidépresseurs.

À l'enregistrement du sommeil, on va retrouver de nombreux micro-éveils, avec des bouffées d'ondes alpha à l'EEG et l'électromyographie, c'est-à-dire l'enregistrement des muscles jambiers antérieurs. On va ainsi pouvoir déterminer l'index de MPJS, qui est pathologique s'il est supérieur à cinq.

Le somnambulisme et les terreurs nocturnes

Ils sont présents chez 10 à 15 % de la population, surtout chez les enfants. Ils surviennent dans le premier tiers du sommeil, lorsque le sommeil profond à ondes lentes est prédominant. Ils peuvent survenir dans un contexte de stress ou d'angoisse, étant tous deux considérés comme des «immaturités du système nerveux central».

Un épisode de somnambulisme peut durer de plusieurs minutes à une heure. Le somnambulisme est plus fréquent dans certaines familles, et l'on retrouve un marqueur génétique qui lui est propre. Il est très important que les parents préviennent les accidents qui pourraient survenir en prenant des précautions telles que placer des barres de sécurité aux fenêtres de l'étage, des portes aux escaliers, des serrures aux portes donnant vers l'extérieur, et éviter les lits superposés. Enfin, il faut éviter tout ce qui peut entraîner une dette de sommeil, comme la conduite automobile de nuit ou le travail posté.

Les terreurs nocturnes se distinguent des cauchemars par le fait qu'elles surviennent surtout en début de nuit, chez le jeune enfant, entre 2 et 6 ans, durant le sommeil lent profond, alors que les cauchemars surviennent surtout en fin de nuit, à tout âge, durant les rêves, c'est-à-dire durant le sommeil paradoxal. Elles sont souvent marquées par un réveil brutal avec un cri perçant, des gesticulations, les yeux grands ouverts, des sueurs nocturnes, une accélération des rythmes cardiaques et respiratoires, avec un discours inintelligible. On a l'impression que l'enfant est comme envoûté, sujet à des hallucinations, ne reconnaissant personne. L'enfant n'est pas vraiment éveillé, n'entend pas ce qu'on lui dit et ne réagit ni à la voix, ni au toucher, ne pouvant ainsi être rassuré. Il se rendort ensuite rapidement jusqu'au lendemain, sans aucun souvenir de ces terreurs au réveil. Il s'agit en fait d'un éveil incomplet à la fin d'un cycle de sommeil profond, survenant à la suite d'un changement de lieu pour dormir ou lorsque la pièce est trop chauffée.

Ces terreurs ont en général tendance à disparaître trois à quatre mois après leur apparition. Une psychothérapie pourra être des plus utiles, voire même un petit traitement anxiolytique de courte durée.

À l'inverse, pendant les cauchemars, l'enfant se réveille réellement en ayant peur de se rendormir. Il arrive à se souvenir de ce qui lui a fait peur et peut le raconter, avec parfois la récidive des mêmes cauchemars les nuits suivantes. Ils surviennent surtout lors de problèmes familiaux : divorces, deuils, maladie d'un des parents, ou à la suite d'un film ou d'un jeu violent vu au cinéma ou à la télévision.

Les céphalées nocturnes

Il s'agit de céphalées vasculaires, «en grappe», très douloureuses, surtout chez l'homme, et localisées d'un côté du crâne, survenant durant le sommeil paradoxal, aux premières heures du matin. Il y a parfois aussi une sensation de nez bouché, de larmoiement, et un gonflement des paupières.

Le bruxisme

Il s'agit d'un grincement de dents nocturnes, survenant chez 5 à 20 % de la population, surtout en sommeil léger, ne durant que quelques secondes, sans que le patient en ait conscience. Etant lié au stress, il peut parfois se traduire par une usure des dents et des problèmes d'occlusion dentaire, dû au frottement des dents du bas sur les dents du haut, ou par des douleurs faciales. Les patients pourront bénéficier d'une gouttière en caoutchouc à porter la nuit, un peu comme celles des boxeurs, pour ne pas trop en souffrir.

La somniloquie

Il s'agit d'une tendance à parler durant son sommeil, sans en avoir conscience, ni sans s'en rappeler ensuite. Elle survient par épisodes brefs, surtout en sommeil lent et en sommeil paradoxal et est surtout fréquente chez l'adolescent et le sujet jeune.

Les rythmies du sommeil

Il s'agit de balancements de la tête ou du corps pendant l'endormissement. Il faut parfois protéger l'enfant en plaçant des contours de mousse sur les barreaux du lit pour éviter qu'il se fasse mal. Ces mouvements ne sont pas pathologiques, mais ils sont majorés par le manque de sommeil et les problèmes respiratoires, notamment lors d'infections rhino-pharyngées.

Chapitre VI

Autres aspects du sommeil

Les rêves

Pendant le sommeil, le rythme cardiaque, le rythme respiratoire et la tension artérielle sont diminués, mais pendant les rêves, en sommeil paradoxal, le métabolisme s'accélère, les reins travaillent plus et, chez l'homme, le pénis se met en érection, avec un relâchement musculaire complet et un corps comme paralysé. Le cerveau du rêveur est intensément actif sur l'électro-encéphalogramme, plus que le cerveau du patient éveillé. Il doit recréer une réalité interne et y répondre, étant déconnecté du reste du corps, pour que le dormeur participe à ses rêves, sans entraîner de fatigue physique.

Freud pensait que les rêves étaient une version de compromis de nos désirs inacceptables pour notre cerveau conscient. Pendant le sommeil de rêve, le cerveau engrange toutes sortes de souvenirs à un niveau inconscient : il mémorise ces évènements. Pendant le sommeil paradoxal, le cerveau évacue toutes sortes de pensées parasites. Un cauchemar peut entraîner un réveil en pleine nuit. Il faut observer ce qui se passe dans la journée pour mieux comprendre ce qui arrive durant le sommeil : un stress au travail ou dans la famille.

Chez la plupart des gens, le sommeil paradoxal survient environ toutes les 90 minutes durant la nuit, la première période n'étant que de cinq minutes, tandis que la seconde est de dix minutes et la troisième de quinze minutes. Le dernier rêve de la nuit dure habituellement trente minutes, mais il peut aller jusqu'à une heure. Tout le monde rêve plusieurs fois par nuit, la plupart des rêves étant ensuite oubliés.

Il faut tenir son agenda des rêves , et le remplir dès que l'on se réveille, en n'omettant aucune image ou symbole qui nous vient à l'esprit.

Si on est privé de rêves, on devient vite anxieux et agressif, avec des problèmes de mémorisation, voire une évolution fatale, comme l'a montré le chercheur français, le Pr Michel Jouvet, dans une expérience sur les chats, qui, privés de rêves, meurent au bout de quelques jours.

Le sommeil chez la femme

Presque toutes les études scientifiques montrent que les femmes ont plus de troubles du sommeil que les hommes. Cela serait dû aux changements hormonaux, notamment, en début de cycle menstruel, pendant le cycle et en fin de cycle. De plus, durant l'adolescence, à l'apparition des premières règles, et durant la lactation, le changement de rythme imposé à la femme perturbe son sommeil. Les enregistrements du sommeil confirment ces faits, alors même que souvent les femmes n'en sont même pas conscientes.

Chez la femme enceinte

La plupart des femmes enceintes sont très somnolentes la journée durant le premier trimestre de grossesse, ayant besoin de plus de sommeil, se couchant plus tôt et se levant plus tard. Cela serait lié à la sécrétion plus importante de progestérone, hormone connue pour avoir un effet sédatif, ou, dans certains cas, à un déficit en fer. Tous les changements hormonaux importants survenant pendant la grossesse ont également tendance à perturber le sommeil des femmes enceintes : deux tiers des femmes enceintes se plaignent d'un mauvais sommeil.

Plus tard, en fin de grossesse, le sommeil est plus léger, avec de nombreux éveils nocturnes, du fait du positionnement difficile du corps dans le lit. En effet, l'enfant s'agite et donne souvent des coups de pieds qui peuvent réveiller la mère, il pousse sur l'estomac, entraînant plus de reflux gastro-œsophagien et sur la vessie, entraînant plus d'envie d'uriner. De plus, la mère présente souvent des crampes et des fourmillements dans les mains et les pieds.

Il est souvent difficile de faciliter le sommeil de la femme enceinte, car une grande partie des traitements médicaux n'est pas recommandée. Si une femme enceinte est comme droguée aux somnifères, ne pouvant s'en passer, et qu'elle en prend durant sa grossesse ou son allaitement, il y aura de fortes chances que son enfant risque d'avoir la même addiction à ce type de traitement et de souffrir d'insomnie. De nombreux médicaments sont donc déconseillés. D'où l'intérêt de petits conseils, comme relever le haut du corps à l'aide de coussins supplémentaires, d'une prise complémentaire de vitamines, d'oligo-élément, de calcium et de magnésium pour prévenir des crises de spasmophilie, voire certains traitements homéopathiques lorsque leurs équivalents allopathiques sont interdits.

Le sommeil en fonction de l'âge

On a longtemps pensé que l'on avait d'autant plus besoin de sommeil qu'on avançait en âge. En fait, la quantité de sommeil dont on a besoin varie peu en fonction de l'âge, mais c'est la qualité du sommeil qui varie.

Chez l'enfant

Les nouveau-nés ont une durée moyenne de sommeil d'environ 16 heures et demi par jour, puis de 14 heures par jour, les six premiers mois. Ils n'arrivent pas à distinguer le jour de la nuit, ayant des cycles de sommeil d'environ quatre heures. Ce n'est que petit à petit que leur sommeil de nuit s'allonge et s'organise jusqu'à «faire leur nuit» vers le troisième mois : ils ont alors un rythme circadien. À un an, l'enfant dort en moyenne treize heures.

Puis, vers deux ans, il ne dort plus qu'environ douze heures, dont 1 heure et demi de sieste et onze heures la nuit. La sieste est souvent indispensable jusqu'à trois ou quatre ans, mais pour être efficace, elle doit avoir lieu en début d'après-midi et ne doit pas dépasser une heure et demi, car il sera ensuite difficile d'endormir l'enfant à l'heure du coucher.

À partir de 6 ans les enfants ne font plus de sieste, mais ont encore besoin d'onze heures de sommeil jusque vers 10 ans où ils dorment environ dix heures par nuit. À l'adolescence, entre 15 et 19 ans, un jeune dort entre 7 heures et demi et 8 heures et demi. Mais si votre enfant n'est pas dans ces moyennes, il ne faut pas pour autant vous en inquiéter, s'il n'est pas fatigué et somnolent dans la journée. Il est inutile de le forcer à faire la sieste, s'il ne présente pas des signes de fatigue : pleurs, caprices, bâillements, perte de l'attention, agitation excessive. Dans le cas contraire, cela signifierait qu'il présente une dette de sommeil et qu'il ne dort pas suffisamment.

Il faut donc mettre en route des rythmes de vie réguliers, avec des routines de coucher : la prise d'un bain ou la lecture d'une histoire, une veilleuse de sécurité à proximité qui le rassure, et les suivre, en récompensant l'enfant qui s'y conforme. L'horaire du coucher doit être régulier. Un petit compagnon en peluche ou un petit mouchoir peut s'avérer utile pour le rassurer à l'endormissement. Les troubles du sommeil de l'enfant peuvent parfois découler d'une dépression ou de l'angoisse des parents, de leurs disputes permanentes, voire d'un divorce difficile. Il faut s'astreindre à ne pas le prendre dans ses bras, car il risque de ne plus pouvoir arriver à se rendormir seul. Il faut plutôt le coucher dans son lit, le rassurer par des paroles rassurantes, une petite histoire ou un câlin, puis sortir de la chambre en lui disant : «je reviens dans deux minutes». En revenant le voir au bout de ces deux minutes, il va être rassuré et pourra se rendormir plus facilement car il sait que vous allez revenir. Il faut répéter cette technique plusieurs fois, en espaçant de quelques minutes chaque retour dans sa chambre afin de finir par le retrouver endormi

Les réveils nocturnes d'un enfant en bas-âge peuvent être causés par la faim jusqu'à deux ou trois mois, mais aussi par de la fièvre ou des douleurs, comme une poussée dentaire, une otite ou une gastro-entérite. Les garçons ont souvent plus de cauchemars que les filles.

Dans certains cas, on peut être amené à administrer de faibles doses d'antidépresseurs.

L'énurésie ou le fait de faire «pipi au lit»

Cette affection, liée à une immaturité du système nerveux central, survient au hasard, durant tous les stades de sommeil. Elle tend à diminuer à partir de l'âge de trois ou quatre ans. Elle touche néanmoins 400 000 enfants en France, de cinq à dix ans. Elle est beaucoup moins fréquente chez l'adulte.

Elle peut provenir d'un manque de maturité du contrôle sphinctérien de la vessie et l'éducation de l'enfant à la propreté peut être facilitée par son implication en lui demandant de refaire son lit après en avoir changé les draps, de diminuer les boissons en fin de journée, d'aller uriner avant de se coucher, voire de s'aider d'un médicament pour diminuer le volume urinaire nocturne (le Minirin R). On peut aussi lui poser un appareil «pipi-stop» qui sonne dès que les draps commencent à être mouillés par l'enfant, le réveillant immédiatement. Ainsi, l'enfant acquiert le réflexe conditionné de se réveiller dès qu'il a envie d'uriner.

Dans les cas d'énurésie secondaire, survenant plus tard, alors que l'enfant avait déjà appris à être propre la nuit, il peut s'agir d'une réaction psychologique à la naissance d'un petit frère ou à un traumatisme familial comme le décès d'un grand-parent ou le divorce de ses parents.

La mort subite du nourrisson

Heureusement moins fréquente depuis que des campagnes de prévention ont été menées, elle touche moins d'un nourrisson sur 1 000. Elle est souvent la terreur des jeunes parents qui se réveillent en pleine nuit pour vérifier que leur nourrisson respire bien. Elle est plus fréquente chez les garçons, de petit poids de naissance et de mère très jeune, en milieu défavorisé, après prise de médicament sédatifs de la toux. Des précautions peuvent être prises pour tenter de prévenir cette pathologie dramatique : coucher le bébé sur le dos et non sur le ventre, en relevant le haut du lit, s'il est sujet à des régurgitations, sans oreiller, ni édredon, dans une chambre bien aérée et bien humidifiée, à bonne température : 18 à 20 °C. Le nez de l'enfant doit être lavé régulièrement au sérum physiologique pour éviter qu'il ait le nez bouché, et il faut éviter les aliments risquant de provoquer un reflux digestif.

Chez l'adolescent

Plus on est jeune, plus on s'endort vite, notamment les garçons, plus vite que les filles. Cependant, on observe un retard de phase chez l'adolescent, dont la température corporelle chute plus tard dans la soirée, avec un endormissement plus tardif que chez l'enfant. Du fait des rythmes scolaires où ils doivent souvent se lever très tôt, les adolescents ne dorment qu'environ huit heures par nuit en semaine, et neuf heures et demie les week-ends. Ils accumulent ainsi une dette de sommeil, qu'ils devront compenser en récupérant par une courte sieste de vingt minutes s'ils veulent éviter de somnoler en classe et continuer à être efficaces, attentifs et concentrés dans la journée. Or, de nombreux jeunes ne la font pas parce qu'ils pensent qu'ils n'ont pas le temps de la faire !

Chez le sujet âgé

Les troubles du sommeil deviennent plus fréquents et plus problématiques avec l'âge, du fait d'un dérèglement des rythmes chrono-biologiques. Les personnes âgées, à partir de 50 ans chez l'homme et de 60 ans chez la femme, dorment d'un sommeil plus léger, plus fragmenté, moins efficace, moins reposant, avec moins de sommeil de type delta, à ondes lentes, le plus profond, qui permet une récupération physique du corps. Il y a également moins de sommeil lent profond stade IV, moins de sommeil paradoxal et de sommeil total, malgré une augmentation du temps passé au lit ; on observe aussi une altération de l'éveil diurne. Les sujets âgés sont généralement des «petits dormeurs, couche-tôt, lève-tôt». Les femmes sont plus sensibles au bruit, et présentent plus de difficultés pour s'endormir, des réveils plus fréquents et plus longs, du fait des bouffées de chaleur liées à la ménopause.

Si vous appartenez à la tranche d'âge des plus de cinquante ans, vous serez donc plus gêné par les bruits environnants et par les lumières fortes, avec plus de brèves périodes de micro-éveils, de quelques secondes seulement, mais très fréquents, pouvant parfois aller d'une centaine jusqu'à plus de mille par nuit. Vous aurez alors l'impression d'être resté éveillé toute la nuit, de ne pas avoir récupéré et vous aurez tendance à faire plus de siestes, ce qui n'arrangera rien, car vous aurez ensuite plus de difficultés à vous endormir la nuit suivante.

À partir de soixante ans, vous dormez environ une à deux heures de moins que les jeunes, soit environ six heures et demi par nuit, avec, en plus, une heure de sieste le jour. Mais le sommeil est plus léger, plus fragmenté, avec plus de réveils nocturnes et de plus longue durée.

À l'âge de soixante-dix ans, le sommeil profond a pratiquement disparu. De plus, la température corporelle du sujet âgé monte et descend plus tôt dans la journée par rapport au sujet plus jeune, entraînant une tendance à s'endormir plus tôt et à se lever plus tôt.

Ces changements de qualité de sommeil reflètent le vieillissement cérébral. Ainsi, de même, les animaux qui vieillissent ont beaucoup moins besoin de dormir.

Chez l'Homme, les patients très âgés, qui commencent à être séniles, arrivent à rester dynamiques et actifs durant la journée, mais, dès que la nuit tombe, ils deviennent agités et confus.

Chez les personnes âgées de plus de 75 ans, on observe une utilisation d'hypnotiques chez 10 à 15 % d'entre eux, avec un risque de somnolence diurne, d'altération de la stabilité posturale et des performances intellectuelles et motrices de jour, car les médicaments sont métabolisés plus lentement. Ce qui correspond à une dose normale chez un patient jeune, peut se révéler une overdose chez un patient plus âgé. La prescription de somnifères chez le sujet âgé doit donc être limitée à des périodes de stress particulier, à petites doses, à ne prendre qu'en cas de besoin, en prévenant le patient qu'il faudra arrêter après une brève période de traitement.

Les sujets âgés peuvent souffrir d'insomnie du fait de maladies cardio-vasculaires (les troubles du rythme cardiaque, l'angine de poitrine), du reflux gastro-oesophagien, de la constipation ou des douleurs osseuses, liées à l'arthrose, de l'ostéoporose, des métastases ou de la maladie de Paget. Ils peuvent également avoir à se lever plus fréquemment du fait de problèmes urinaires, liés à la vessie ou la prostate. Enfin, certains médicaments «excitants» qui ne seraient responsables que de petits troubles du sommeil chez le sujet jeune peuvent entraîner une réelle insomnie chez le patient plus âgé : les théophyllines, les diurétiques, les bêtabloquants...

La clé d'un bon sommeil est d'avoir une journée active, en commençant par ouvrir grand les volets le matin et en s'exposant à une lumière intense en automne et en hiver, au besoin à l'aide d'une lampe de photothérapie. Éviter de s'endormir trop tard et trop longtemps. Le mieux est de tenter le lait chaud avec du miel. Et de boire beaucoup d'eau chaude. La déshydratation est l'un des problèmes principaux du sujet âgé. La chambre à coucher doit être sombre et calme, car un mince filet de lumière sous une porte peut être responsable d'un réveil. Il faut éviter les lumières violentes dans la chambre à coucher et préférer plusieurs courtes siestes de vingt minutes qu'une grande sieste d'une heure qui risque de favoriser une insomnie la nuit suivante.

Deuxième partie

Comment mieux dormir ?

Chapitre VII

La «minute zen» des moines tibétains

Qu'est-ce que la minute zen ?

Il s'agit d'une méthode ancienne utilisée par les moines tibétains pour mieux se relaxer et mieux s'endormir, pour diminuer leur stress, améliorer leur bien-être et mieux contrôler leur propre corps, par une pratique régulière. Il s'agit ensuite d'induire un état de détente propice à l'apparition du sommeil. Cela implique schématiquement des techniques de respiration abdominale et de concentration mentale en trois étapes :

1) relaxation par contraction-décontraction d'un ou plusieurs groupe de muscles,
2) respiration abdominale lente et profonde, progressive, agréable,
3) concentration sur ses sensations et sur la répétition machinale de deux mots-déclics évoquant le calme, le repos, la relaxation, l'un à chaque inspiration et l'autre à chaque expiration.

C'est grâce à une pratique personnelle de ces exercices que j'ai trouvé des mots personnalisés remplaçant les «mantras» (trop religieux à mon goût) initialement prononcés par les moines :

«minute (à l'inspiration)zen (à l'expiration)», «sommeil zen», «dormir zen», «repos zen», «calme zen», «flux reflux zen».

Dans la journée

La «seconde zen» sera pratiquée, ne serait-ce que très peu de temps, pour que nous apprenions à nous relaxer agréablement, dans les circonstances les plus stressantes, en tentant de faire le vide en nous-même, en lâchant prise, en ne pensant plus à rien, sans que nos yeux ne se ferment : à un feu rouge, dans un embouteillage, durant une dispute, dans une file d'attente, avant de faire un discours, en marchant au sein d'une foule de gens.

Relaxation musculaire

On peut commencer par ressentir les sensations élémentaires qui parcourent les muscles du haut de notre corps, en relâchant lentement et progressivement les muscles, à notre propre rythme. On doit notamment étirer le cou, en «faisant la girafe», et en ayant l'impression d'observer tout ce qui nous entoure «d'en haut» ; on peut dodeliner de la tête, en relâchant les épaules et les muscles de la face, puis les muscles abdominaux.

Respiration abdominale

Une fois que l'on se sent bien, à l'intérieur de soi, comme isolé du monde extérieur, il faut se concentrer sur notre respiration abdominale en inspirant et en expirant profondément et lentement. On ressent comme un engourdissement progressif, un relâchement des tensions, une sensation de chaleur et de lourdeur, de détente musculaire, de bien-être.

Mots déclics

Lors de chaque inspiration et expiration, on doit ensuite prononcer intérieurement : «je me repose en moi-même en y prenant plaisir» en répétant plusieurs fois des couples de «mots déclics» évocateurs du repos : «minute zen», «seconde zen», «repos zen», «calme zen», d'une manière bénéfique, en toute sécurité.

Ces «secondes zen» présentent deux avantages : on peut les utiliser à tout moment, n'importe où, pour parer à des situations stressantes auxquelles nous sommes confrontés.

Vous serez surpris de la facilité avec laquelle vous pourrez vous détendre facilement dans des situations très tendues, sans que personne n'en sache rien ! Deuxième avantage, la «seconde zen» nécessite moins de temps et pourra parfois être même plus efficace que la «minute zen» elle-même, pratiquée une fois par jour. Vous serez parfois surpris de leur efficacité sur vos crises d'anxiété. Le tout est qu'il faut se rappeler de la pratiquer au moment critique ! Vous devrez vous attacher à reconnaître les situations stressantes et vous trouver un truc pour ne pas oublier de pratiquer la «seconde zen» au moment décisif : par un ruban adhésif rouge collé sur votre téléphone ou le haut du verre de votre montre, par exemple, ou à la vue d'un feu rouge, d'une publicité télé, une file d'attente, une attente téléphonique, une salle d'attente.

Si vous pratiquez régulièrement, vous serez également plus conscient de ces moments de stress quotidien qui vous empoisonnent la vie. La «seconde zen» deviendra presque automatique.

En effet, un peu comme les moines tibétains, vous apprendrez ainsi à faire le vide en vous-même, à lâcher prise, et à vous mettre en «roue libre ", en état d'éveil passif, c'est-à-dire en état «alpha ", intermédiaire entre l'état d'éveil actif et le sommeil, par un ralentissement et une synchronisation du rythme de vos ondes cérébrales. De là, vous pourrez, soit approfondir votre sommeil, en passant par l'apparition d'ondes thêta, puis delta, soit au contraire, revenir à l'état d'éveil actif, avec la production d'ondes bêta. Cet état intermédiaire vous permet de faire ainsi une coupure, une pause, un «arrêt sur image» de votre communication avec ce qui vous entoure, dans une sorte de pilotage automatique, de paix intérieure, de pré-sommeil, favorable à l'endormissement. Car, comme le disait Henri Bergson : «on ne dort que dans l'exacte mesure où l'on se désintéresse».

Au coucher et dans la nuit

La moitié des problèmes d'insomnie proviennent d' un stress, à une anxiété ou à de la dépression. Comme dans la vie moderne, nous sommes de plus en plus soumis à des situations stressantes et menaçantes, nous avons souvent à choisir entre l'affrontement ou la fuite. Cela nous met dans des situations de tensions psychologique et physique, avec notamment une tension musculaire des mâchoires, de la nuque, des épaules et du dos. Nous en grinçons des dents, tapotons des doigts, ou tapons des pieds. Cela induit aussi une poussée d'adrénaline, avec une augmentation des rythmes cardiaques et respiratoires et du métabolisme général, et une surexcitation. On a la sensation de suffoquer, avec un serrement dans la poitrine, d'avoir des crampes à l'estomac et des nausées. La dépression débute notamment souvent par un réveil matinal précoce avec une crise d'angoisse. Sur l'électroencéphalogramme (EEG), les ondes cérébrales sont plus rapides, pour permettre une vigilance accrue et une capacité de réaction plus rapide.

Technique de la «minute zen»

Fermez les yeux, dans un endroit calme, en position confortable, les muscles détendus, en oubliant tous les soucis quotidiens et en vous concentrant sur le mot «minute zen». Commencez à respirer lentement et profondément en observant votre respiration abdominale.

Étape 1

Allongez-vous ou asseyez-vous confortablement, et ressentez une onde de détente musculaire parcourir tout l'intérieur de votre corps. Relaxez-vous, en commençant par vider tous vos muscles de toutes les tensions accumulées durant la journée. Prenez conscience de votre corps et placez-vous dans la position la plus confortable possible, la meilleure possible.

Vous pouvez prendre conscience du relâchement interne qui commence par vos orteils et vos pieds, que vous ressentez peser sur le lit ou sur le sol. Vous visualisez bien vos pieds, avec la peau, qui recouvre les muscles sous-jacents, les artères et les veines, puis les os et vous ressentez une sensation de chaleur et des picotements sur les pieds.

Vous ressentez vos pieds, le poids de vos pieds, que vous sentez se détendre et s'enfoncer dans votre lit. Puis, vous ressentez vos jambes, puis vos genoux et vos cuisses, le poids de vos jambes, de vos genoux et de vos cuisses, vous les sentez se détendre et s'enfoncer dans le lit.

Contractez tous les muscles des pieds, des jambes et des cuisses. Il suffit d’une tension franche et soutenue, concentrez-vous, contractez tous ces muscles. Puis, relâchez...
Une douce torpeur envahit tous les muscles de vos cuisses et de vos jambes.
Relâchez... Sentez cette agréable lassitude, des picotements, une chaleur naturelle. Vous ressentez votre corps gagné par cette douce torpeur. A présent, cette agréable torpeur envahit chaque partie de votre corps, et toute votre tension s’éloigne de plus en plus loin de vous. Comme si vos bras et vos mains voulaient s’endormir. Vous détendez les pieds et les jambes, les cuisses et les fesses.
Vous prenez conscience de cette énergie tranquille qui remonte le long de vos jambes, de vos genoux, puis de vos cuisses. Puis c’est votre estomac, votre poitrine, votre dos qui se relâchent. Laissez vivre en vous cette sensation de calme qui vous gagne. C’est ensuite le tour de vos mains, puis de vos avant-bras, de vos coudes, et de vos bras.

Vous ressentez le poids de vos mains, qui commencent elles aussi à être plus détendues, avec une sensation de lourdeur, de chaleur, de fourmillement. Vous percevez maintenant vos avant-bras, vos bras, et vos épaules, leur poids, et vous les sentez s’enfoncer dans les draps du lit. Puis, tout doucement, vous ressentez votre cou, votre nuque, tous les muscles de votre visage : votre mâchoire, votre menton, vos lèvres, vos joues, vos paupières, vos tempes et votre front. Ressentez maintenant votre visage tout entier calme et détendu, qui devient lourd. Ressentez votre nuque et vos épaules détendues, soulevées très facilement en relevant votre tête d’ un ou de deux centimètres , puis laissez les retomber, en les sentant s’enfoncer de tout leur poids sur les draps.
Vous vous sentez de plus en plus détendu. Relâchez, sentez comme les muscles du cou se libèrent de leur tension et ressentez comme cette agréable sensation de lourdeur et de calme s'installe également dans votre cou. Toute la tension a été évacuée de votre lit et vous pouvez maintenant faire une introspection mentale de tout votre corps. Si vous trouvez encore un point de tension musculaire, laissez cette zone se relâcher et s’enfoncer plus profondément dans

votre lit. Restez allongé sur votre lit quelques minutes dans cette paix intérieure, l'esprit détaché, en lâchant prise.

Étape 2

Concentrez-vous sur le son et le rythme de votre respiration abdominale, lente et profonde : inspirez, expirez… Vous ressentez l'air frais qui entre dans vos narines et se répand jusque vers vos poumons. Imaginez-le en train de gonfler d'air votre ventre, sous le nombril, comme s'il contenait un petit ballon. Puis, faîtes sortir l'air en expirant. Votre ballon dans le ventre se dégonfle avec l'expiration, l'air remonte ensuite de vos poumons jusque vers vos narines, un peu comme les vagues vont et viennent sur la plage. Le fait de suivre votre propre respiration provoque en vous un auto-bercement et une paix intérieure.

Laissez vous aller à respirer calmement, facilement et confortablement. Concentrez-vous sur votre respiration, observez chaque respiration que vous effectuez. Observez chaque sensation liée à votre respiration. Remarquez que lorsque vous inspirez, vous ressentez toutes sortes de sensations dans votre poitrine.

Sentez l'air pénétrer dans votre corps. Dites-vous que chaque inspiration vous rend de plus en plus las et somnolent. Cette agréable lassitude gagne actuellement tout votre corps. Cette torpeur confortable gagne actuellement chaque partie de votre corps. Observez votre respiration à chaque fois que vous expirez : vous vous sentez plus détendu, vous sentez une agréable chaleur parcourir votre dos, une chaleur très agréable, très naturelle. Si vous laissez le sang circuler, votre corps va commencer à se relâcher. Vous vous laissez observer ces sensations, Votre corps est gagné par cette agréable torpeur, toutes vos tensions s'éloignent de plus en plus loin de vous. Une agréable pesanteur s'étend à tous vos muscles.

Régularisez votre souffle. Il faut inspirer et expirer largement, facilement et confortablement, avec l'abdomen. Lorsque vous êtes stressé, vous ventilez avec le thorax, par de courtes inspirations, moins efficaces. Imaginez ce gros ballon rempli d'air dans votre abdomen, qui se remplit lorsque vous inspirez et qui se vide lorsque vous expirez.

Vous pouvez ressentir votre ventilation abdominale en plaçant votre main gauche sur le ventre et la droite sur la poitrine. Si il y a une ventilation abdominale, il n’y a que la main placée sur votre ventre qui bouge.
À chaque expiration, vous pouvez vous sentir un peu plus détendu. Quand vous inspirez, il existe quantité de sensations physiques dans votre poitrine. Quand vous inspirez, sentez l'air frais pénétrer dans votre corps et entrer dans vos poumons. Quand vous expirez, ressentez l'air tiède qui ressort par votre bouche. Si vous vous relâchez, si vous vous laissez aller, vos vaisseaux sanguins vont se laisser aller, votre corps va commencer à se reposer, en respirant facilement, calmement et confortablement et en observant votre respiration. Vous pouvez laisser votre esprit rêver. vous pouvez repenser à certains évènements agréables dans le passé, à votre esprit qui est calme et relaxé comme un lac profond, sans la moindre vaguelette à la surface de l’eau.

Étape 3
Concentrez votre attention sur deux mots-déclics, sortes de mantras simples et faciles à prononcer, que vous aurez à répéter machinalement, l’un à chaque inspiration et l’autre à chaque expiration : «minute zen», «sommeil zen», «dormir-zen», «repos zen», «calme zen», «zen paix», «lourd léger», «paix liberté», «un deux», ou n’importe quels autres mots de votre choix. Concentrez-vous sur le son que vous émettez en prononçant chaque mot, en éliminant de votre esprit toute autre pensée. Ces mots vous évitent d’être distraits et de penser à autre chose, mais vous devrez pratiquer cet exercice pendant au moins plusieurs minutes de suite pour qu’il soit efficace.
Puis concentrez-vous de nouveau sur le son et le rythme de votre respiration. Inspirez profondément par le nez, puis expirez très lentement par la bouche, en restant en expiration aussi longtemps que possible. Ressentez l’air frais entrer dans votre corps et l’air chaud, empli de gaz carbonique, sortir de votre corps. Faites ensuite une pause entre chaque inspiration et chaque expiration, en bloquant votre respiration, jusqu’à ce que cela devienne une habitude naturelle.

Vous pouvez aussi vous concentrer sur l'image d'un lieu enchanteur, relaxant, votre séjour de vacances préféré : une plage ensoleillée avec un beau ciel bleu. Pensez au soleil qui vous réchauffe le dos, vos orteils épanouis sur le sable, une brise légère qui souffle sur votre peau, l'air pur iodé d'une odeur si agréable, les cris d'une mouette dans le ciel. Les vagues de la mer le long du rivage vont et viennent sans chercher à savoir si ce bercement vous calme ou provoque en vous une profonde lassitude. Vous prenez plaisir à écouter le bruit des vagues c'est tellement apaisant, encore et encore, et vous vous laissez bercer par ce bruit calme et régulier des vagues. Vous ressentez peut-être l'envie de vous laisser aller maintenant ; Il est agréable de penser que vos pensées peuvent voyager vers une destination relaxante. Votre corps se sent encore plus détendu, encore plus relâché. Vous avez la permission de vous détendre maintenant. Plus vous vous détendez, plus vous vous détachez, plus vos pensées flottent dans votre esprit vers cette destination de rêve que vous avez choisie, comme les nuages dérivent dans le ciel, en toute sécurité. Laissez-vous aller, laissez-vous vous reposer et éprouver des sensations particulières de plaisir. Vous avez la permission de vous détendre maintenant encore plus profondément. Vos pensées flottent en toute sécurité, encore et encore davantage. Respirez facilement, et continuez à observer vos sensations. Vous pouvez aussi préférer vous reposer dans l'herbe, près d'un ruisseau ou dans une forêt en respirant l'air frais comme un cadeau. Vous pouvez vous sentir bien tout à fait à votre aise. Vos pensés dérivent librement comme des nuages vers des contrées que vous visiterez plus tard : c'est votre espace.

Dans l'air flotte un parfum agréable qui vous aidera à faire des rêves particulièrement profonds. Vous vous endormez : vous allez faire un beau voyage tellement relaxant, vous vous laissez bercer en regardant par la fenêtre les paysages. Votre cœur bat régulièrement et harmonieusement comme pour vous bercer. Tout est calme et paisible, dans une profonde paix intérieure. Vos rêves vous apportent des solutions à chaque fois plus facilement. Les rêves que vous aimeriez rêver, qui peuvent transformer votre vie, qui vous aident à dormir plus naturellement, plus profondément. Certains rêves sont tellement réconfortants, que vous n'avez rien à faire d'autre que de profiter de cette détente délicieuse, comme d'un cadeau, et de vous laisser glisser encore plus profondément, naturellement. Vous ressentez ce calme, ce plaisir, cette sensation de paix et de réconciliation avec vous-même.

Mais vous pouvez aussi vous concentrer sur une verte vallée, où paissent tranquillement des vaches et des chevaux, sur une montagne neigeuse, silencieuse, avec des flocons de neige tombant lentement, au gré du vent. Vous pouvez vous imaginer flottant dans les nuages ou sur un matelas gonflable, sur une mer calme et chaude, porté au gré des flots par les courants marins. Vous pouvez aussi imaginer être une feuille morte qui tombe d'un arbre, qui descend lentement vers le sol, en zigzag, en flottant au vent. Fermez les yeux et répétez en vous-même ces pensées en vous concentrant sur le mot «minute zen» et sur votre respiration abdominale. Puis, préparez –vous mentalement à reprendre conscience de votre corps, décroisez les doigts de dessus votre ventre, bougez-les lentement, aspirez une profonde bouffée d'air, puis ouvrez les yeux et relevez-vous lentement

Qu'est-ce que vous avez ressenti ? Probablement une relaxation musculaire, un ralentissement de votre rythme respiratoire et des battements de votre cœur. Parfois, une sensation de chaleur, de fourmillement, de lourdeur ou même de flottement. Votre tension musculaire s'est relâchée au niveau de vos muscles des yeux, de la face et de la mâchoire.

Au début, vous pourrez parfois avoir du mal à vous libérer du flot de vos pensées quotidiennes pour vous concentrer sur un mot. Mais, lorsque vous y parviendrez, vous perdrez conscience de ce qui vous entoure, comme si vous vous endormiez et que vous entriez en phase de sommeil stade I.

Vous devriez vous astreindre à cet exercice pendant au moins quelques semaines pour commencer à voir apparaître les premiers résultats bénéfiques : plus vous aurez une grande capacité à vous relaxer rapidement et automatiquement, meilleure sera votre humeur, meilleur sera le contrôle de votre propre stress.

Dans la pratique quotidienne

Plus on pratique régulièrement la «minute zen», plus on obtient rapidement des résultats satisfaisants. Le plus difficile est souvent de se ménager une plage de temps suffisante, car on a souvent l'impression d'être trop occupé pour avoir du temps à passer à se relaxer.

Il faut positiver cette période de relaxation en insistant sur ses résultats sur l'amélioration de la santé et du mental.

Donnez-vous de dix à vingt minutes par jour pour la «minute zen», dans une position confortable, dans un endroit calme, à la maison ou au bureau, si possible régulièrement le même. Essayez de trouver quel est le meilleur moment de la journée où vous pourrez pratiquer régulièrement, à la même heure tous les jours. Certains préféreront le matin, d'autres en fin de journée. Vous pourrez parfois même parvenir à vous endormir durant cette «minute zen», ce qui est un bon signe pour vos insomnies.

Utilisez votre savoir-faire «minute zen» pour mieux dormir

Pendant les premiers jours de votre mise en route de la «minute zen», ne tentez pas de vous relaxer de cette façon pour lutter contre l'insomnie, d'endormissement ou de milieu de nuit.

Vous n'arriverez pas à vous relaxer si facilement et vous serez trop vite déçu. Patience ! Prenez votre temps ! attendez tout d'abord de bien maîtriser la «minute zen» durant au moins une semaine, puis tentez l'expérience. Vous arriverez alors même parfois à associer la«minute zen» à la notion de sommeil même, et votre sensation de contrôle de votre sommeil sera plus forte.

Les grands maîtres tibétains arrivent à rester conscients, même en plein sommeil profond. Ce ne sont que leur cerveau et leur corps qui s'endorment, tandis que leur conscience intérieure reste active.

Il ne faut pas vous inquiéter de ne pas pouvoir vous endormir : ce n'est qu'ainsi que vous parviendrez à vous assoupir. Parfois, vous pourrez avoir l'impression que la «minute zen» ne suffit pas à initier votre sommeil : levez-vous du lit pour vous relaxer complètement sans vous forcer à vous endormir. Vous pourrez alors retourner au lit et retenter la «minute zen».

Ce n’est que si vous ne constatez aucun progrès après plusieurs semaines de pratique, qu’il vaudra mieux arrêter cet exercice, pour éviter que la «minute zen» soit associée à une frustration.

Les bénéfices de la minute et de la seconde zen

En réduisant notre stress, on peut ainsi améliorer notre sommeil, en se concentrer mieux, en prenant conscience d’un constant dialogue interne, de conversations mentales sans fin, d’espoirs et de craintes, de souhaits et de désirs d’arguments et de contre-arguments. On arrive ainsi à une sensation de plénitude, de quiétude interne, de repos de l’esprit et de paix interne. La «minute zen» doit être pratiquée au repos, au calme, dans un endroit tranquille, isolé en se disant : «je me repose en moi-même en toute sécurité, en totalité, d’une manière bénéfique, en y prenant plaisir».

La «seconde zen», à l’inverse, sera pratiquée dans des contextes plus courts, pour tenter d’obtenir des sensations de plénitude, de paix intérieure, de tranquillité et une vision plus positive sur le monde, plus harmonieuse, en passant d’un demi-sommeil à un demi-éveil.

Il faut pratiquer régulièrement et pouvoir établir le bilan quotidien en fin de journée sur votre journal personnel :

combien avez-vous pratiqué de «minute zen» ? leur durée ?

Combien avez-vous pratiqué de «secondes zen» ? leur durée ?

Puis, une fois par semaine, il faut faire le bilan hebdomadaire, pour s’apercevoir de notre changement d’attitude face au stress quotidien, notre meilleur rendement au travail, notre meilleur moral. Cela retentit sur la qualité de sommeil et le nombre de bonnes nuits, sans insomnie, avec ou sans somnifère, avec un endormissement plus rapide, en début ou en milieu de nuit.

Comme vous avez été témoin des évènements du jour, vous allez maintenant assister à vos rêves de la nuit. Demain, vous récapitulerez vos rêves, à votre lever, tout comme vous récapitulerez les évènements du jour, à votre coucher.

Chapitre VIII

Les autres techniques de relaxation

«L'insomnie est une obstination maniaque de notre intelligence à manufacturer nos pensées»
Marguerite Yourcenar

Dès le début des années quatre-vingt, les universités de médecine françaises, notamment celle de Paris-Nord Bobigny, se sont ouvertes aux médecines dites «naturelles» telles l'homéopathie, la naturopathie, la phytothérapie et l'acupuncture. L'objectif était l'obtention du DUMENAT (Diplôme Universitaire de Médecine Naturelle). J'ai pu suivre durant mes études de médecine, en parallèle à mon internat en médecine, les cours de cette formation originale, qui m'ont ouvert l'esprit vers ce type de médecine. Puis, par la suite, j'ai pu utiliser les connaissances acquises dans ces spécialités dans ma propre expérience de médecin, notamment en homéopathie, en acupuncture et en auriculothérapie. Dans certains cas précis où la médecine allopathique traditionnelle ne pouvait apporter de solution satisfaisante, j'ai pu tirer profit de mes connaissances en ces domaines. De même, le lecteur pourra apprécier avec intérêt les techniques de relaxation similaires et/ou complémentaires de la «minute zen», souvent, elles aussi tirées de la pratique des médecines orientales. Ces méthodes de relaxation permettent surtout à chacun l'acquisition plus facile et plus rapide d'un calme intérieur, d'un bien-être qui auront eux-mêmes des effets bénéfiques sur le sommeil.

Les exercices des «cinq tibétains»

Il s'agit de cinq exercices assez simples de yoga, d'exécution facile, qui, pour l'anecdote, auraient été découverts par un officier britannique en retraite auprès d'un lama tibétain, dans un monastère de l'Himalaya, au début du XXème siècle. L'officier britannique les aurait ensuite révélés à un certain Peter Kelder, qui lui-même, en a fait le sujet d'un livre[12]. Selon Kelder, ces cinq exercices auraient la réputation de tonifier le corps et de régénérer le corps et l'esprit, notamment en favorisant la circulation de l'énergie dans notre corps, le *chi* pour les Chinois et la *kundalini* pour les Hindous. Ces exercices ont été plus récemment redécouverts par Christopher S. Kilham, qui en a tiré un livre[13] :

En pratique, ils permettent de se sentir mieux dans la journée, de mieux évacuer notre stress et surtout de mieux dormir, s'ils sont pratiqués régulièrement au moins cinq minutes par jour. Commencez par faire chaque exercice au moins trois fois, le matin dès le réveil, avant le petit-déjeuner, afin de mieux stimuler la vigilance diurne.

12. P. Kelder *Ancient Secret of the Fountain of Youth* (L'ancien secret de la fontaine de jouvence), 1939.
13. C. S. Kilham *The five Tibetains : Five dynamics exercices for Health, Energy, and Personal Power,* Edition française Tredaniel

1. L'exercice du premier tibétain

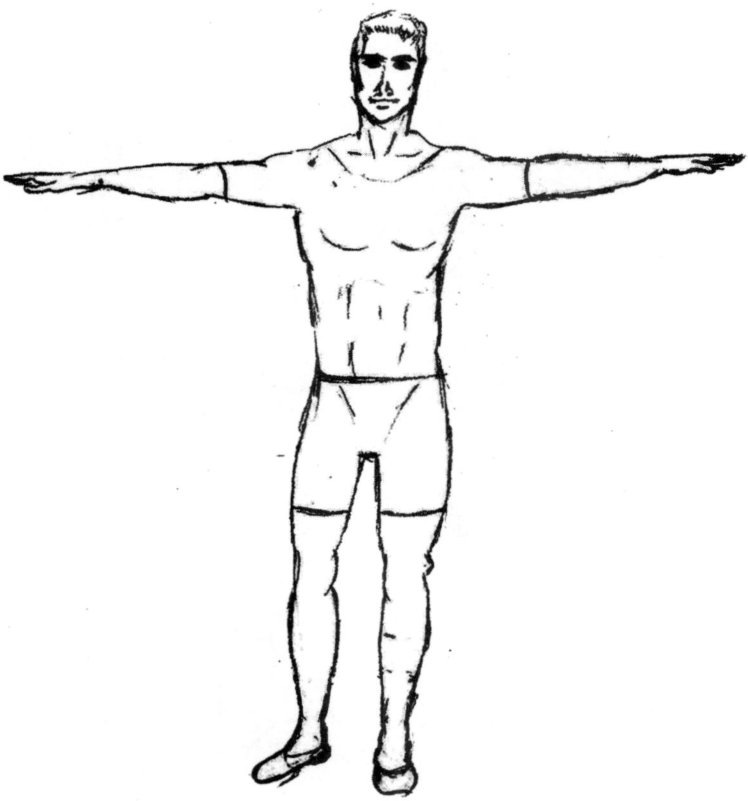

- Il faut vous tenir debout, bras tendus à l'horizontale, les paumes face au sol, et tourner sur vous-même dans le sens des aiguilles d'une montre, sur la droite. Commencez lentement car vous pourriez ressentir un léger vertige, puis essayez de tourner jusqu'à douze fois. Terminez par une profonde inspiration par le nez et une profonde expiration par la bouche.
  Cet exercice ressemble aux mouvements de roue pratiqués par les «derviches tourneurs».

2) l'exercice du deuxième tibétain

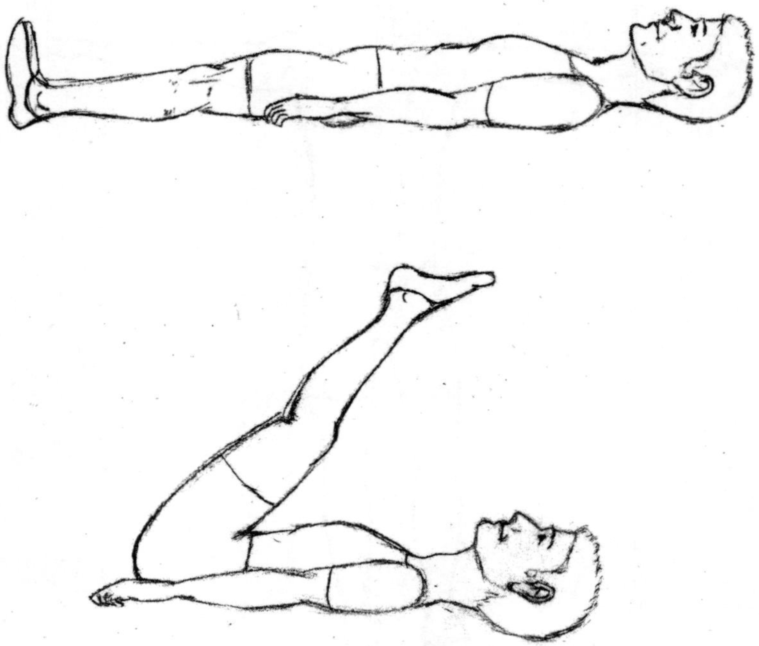

- Couchez-vous sur le dos, les bras le long du corps, la paume des mains reposant sur le sol. Puis, lors d'une profonde inspiration, soulevez vos jambes vers le haut jusqu'à arriver à un angle de 90° avec votre corps, les orteils pointés vers le ciel.
À l'expiration, abaissez vos jambes jusqu'à la position initiale.

3) l'exercice du troisième tibétain

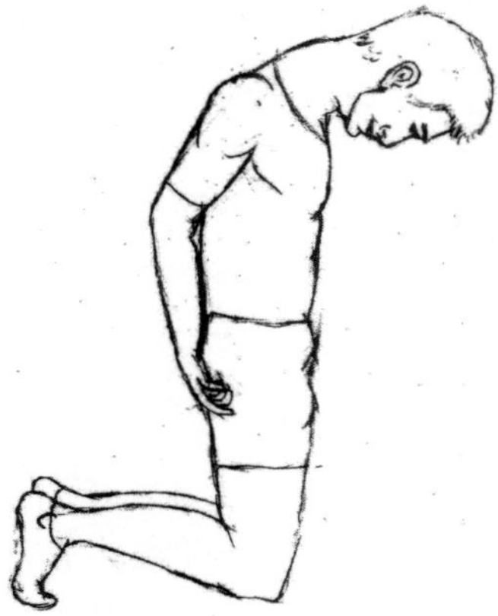

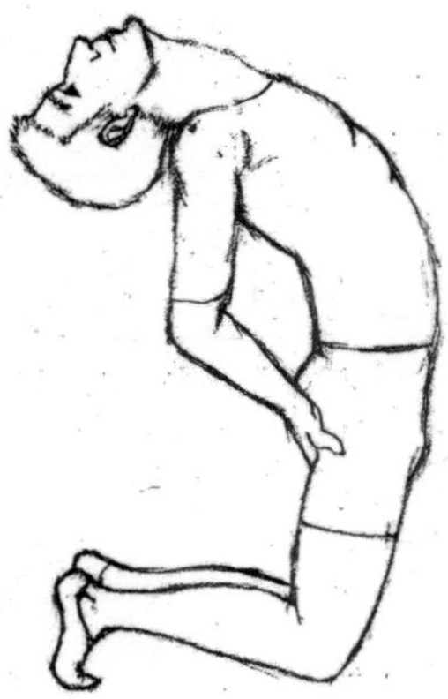

❑ Mettez-vous à genoux, bras le long du corps, les paumes placées juste en dessous vos fesses, à l'arrière de vos cuisses. Puis, lors d'une profonde inspiration, penchez la tête en avant, puis vers l'arrière, en décrivant un arc de cercle, en étirant le corps un peu en arrière. Revenez à la position initiale tête penchée en avant, lors d'une expiration profonde.

4) l'exercice du quatrième tibétain

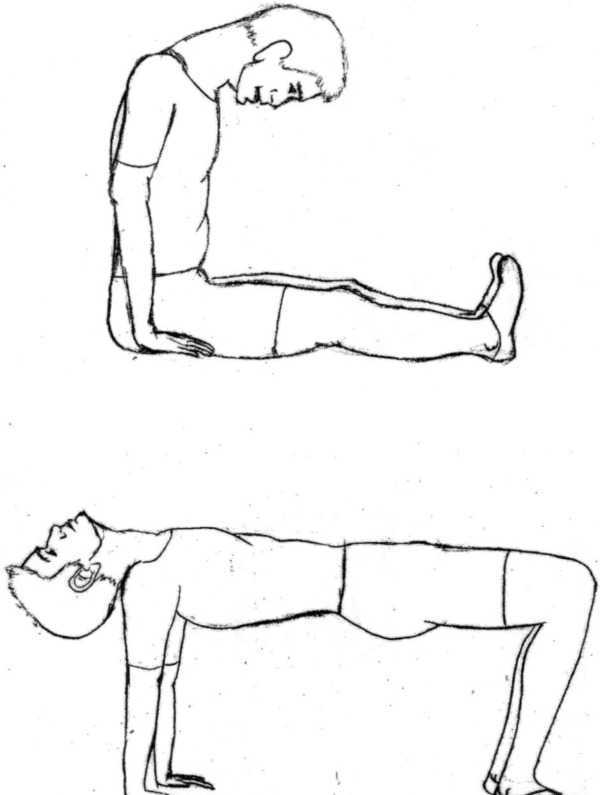

- Asseyez-vous, jambes tendues, bras le long du corps, les paumes des mains contre le sol, menton rentré. Puis, lors d'une profonde inspiration, soulevez votre corps et vos hanches en pliant les genoux, la plante des pieds contre le sol. Laissez complètement tomber la tête vers l'arrière. Vous devez arriver à ce que le corps soit quasiment à l'horizontale, les muscles du corps contractés. À l'expiration, revenez à votre position assise initiale.

5) l'exercice du cinquième tibétain

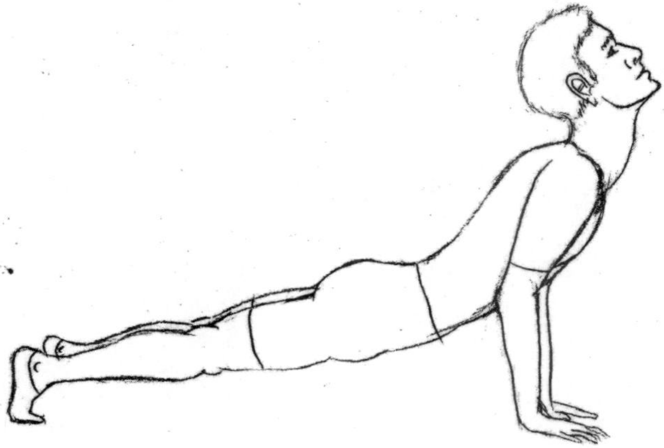

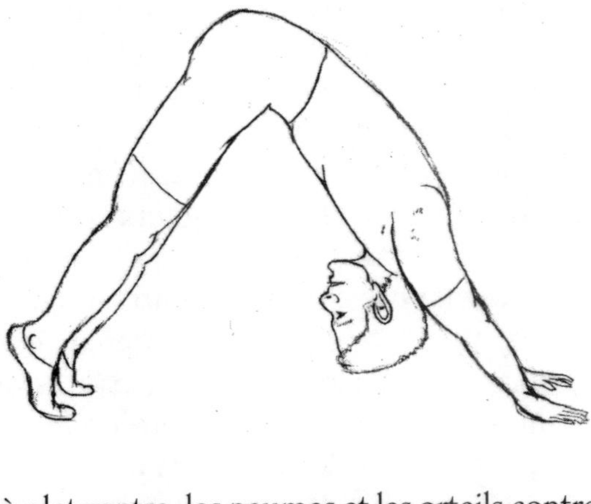

- Mettez-vous à plat ventre, les paumes et les orteils contre le sol, bras et jambes tendus, tête vers l'arrière. Puis, lors d'une profonde inspiration, soulevez les fesses et les hanches vers le haut jusqu'à ce que le corps soit en position de V inversé, formant un triangle avec le sol. La tête doit rester dans l'alignement du corps. À l'expiration, revenez à votre position à plat ventre initiale.

À la fin de ces cinq exercices, levez-vous, rapprochez vos deux pieds, les mains sur les hanches, et faites deux inspirations longues et profondes par le nez, suivies de deux expirations par la bouche. Pour mieux tirer profit de ces exercices, il faut les pratiquer très régulièrement, si possible au moins tous les matins.

Le Qi gong

«le cœur est calme, l'esprit est attentif, l'intention et le souffle s'unissent»

Le Qi Gong (prononcez Chi Kong) est pratiqué en Chine depuis des milliers d'années, sous l'influence de différents courants philosophiques : taoïsme, bouddhisme et confucianisme.

Il est déjà mentionné dans un très vieil ouvrage de médecine traditionnelle chinoise datant de l'Antiquité, le Yi-King ou livre des mutations. Qi ou *chi* signifie énergie ou souffle, principe de vie et Gong ou *Kong* représente la notion de travail dans un sens de mérite, de développement de soi. On traduit ainsi le terme de Qi Gong par «maîtrise de l'énergie vitale».

Selon la tradition chinoise, la santé est conditionnée par la bonne circulation d'une énergie électromagnétique dans le corps, le Qi. Le Qi Gong est une sorte de gymnastique énergétique, constituée d'une série d'exercices destinés à ressentir, diriger et harmoniser la circulation de cette énergie vitale au niveau du corps et de l'esprit. Ainsi, on associe le corps, par une gymnastique douce, et l'esprit, par une méditation et une relaxation profonde.

Il faut donc lever tous les blocages de la circulation de cette énergie le long des méridiens d'acupuncture, par des exercices à pratiquer quotidiennement.

A la suite de la pratique de l'exercice des cinq tibétains, il pourra ainsi être utile de terminer par un exercice de Qi Gong très particulier, utilisé par les grands maîtres chinois : la pratique de la position «embrasser l'arbre», Zhan Zhuang Gong.

La position très particulière «embrasser l'arbre» que je vous conseille de pratiquer immédiatement à la suite des exercices matinaux des Cinq Tibétains, consiste à tenter de capter l'énergie, le QI, en provenance du ciel et de la terre, tout en pratiquant une sorte de méditation immobile debout, qui ne vous prendra que quelques minutes. L'esprit est alors calme, recentré, concentré sur la circulation de l'énergie à travers le corps et sur le contrôle de la respiration abdominale, lente et profonde.

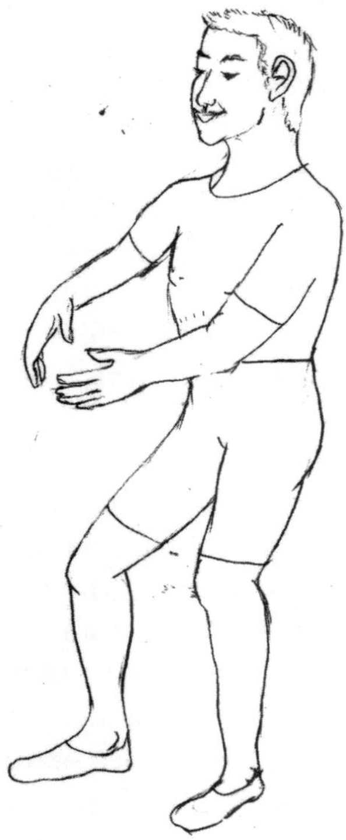

- Dans cette position, il faut tout d'abord écarter les jambes en plaçant le poids du corps de façon égale sur les deux pieds, comme si vous enraciniez votre corps sur le sol, avec d'innombrables racines poussant sous la plante de vos pieds. Ensuite, fléchissez légèrement vos genoux, le ventre et la poitrine rentrés, le dos et le cou étiré, comme si votre tête était suspendue au plafond par un fil invisible. Levez ensuite lentement vos bras, placés en forme

de cercle, comme s'ils enlaçaient un arbre très large, ou un ballon, les paumes tournées vers le bas et le corps et les épaules abaissées, décontractées, les coudes suspendus en l'air, comme en apesanteur.
Ce sentiment agréable, confortable, d'être comme un cosmonaute flottant en l'air vous donnera une sensation de bien-être, de tranquillité, un «état intérieur de vacances»[14].

Ainsi, par ce type d'exercice, pratiqués par les moines taoïstes depuis 2400 avant J-C. et longtemps restés secrets jusqu'à la révolution chinoise, on apprend à mieux contrôler et renforcer son énergie vitale en visualisant et en ressentant le flux de cette énergie circuler le long des méridiens de notre corps. Par une pratique régulière, notre esprit se concentre ainsi sur la pensée de la non pensée, se détachant du passé, du présent et de l'avenir, de l'anxiété de la joie ou de la tristesse.
La concentration sur notre ressenti interne nous permet de prendre conscience de notre souffle intérieur, de notre propre force vitale, de la mobiliser et de la cultiver à un niveau très élevé.

Cette découverte de notre monde intérieur par la méditation immobile nous permet de nous calmer, de nous recentrer, de nous sentir en paix, afin d'obtenir une moindre pression mentale, un auto-contrôle de nos émotions et un retour à l'équilibre.

Une fois qu'un individu est en paix avec lui-même, il peut établir plus facilement des relations harmonieuses avec son entourage.

Selon les moines taoïstes, cet exercice permettrait au corps de produire lui-même l'élixir de vie, l'énergie vitale responsable de notre longévité. De plus, il permettrait de nous mettre en pré-sommeil, en stade I, car du fait de l'immobilité, l'endormissement est grandement facilité.

14. Dr Yves Réquéna

Le yoga *nidra* ou «yoga du rêve ensommeillé»

Le yoga est un ancien système d'exercices et de développement personnel du corps, de la pensée et de l'âme, qui a été mis au point en Inde, il y a 5000 ans. Étymologiquement, le mot yoga renvoie à une racine sanscrite yug que l'on retrouve dans le français «joindre». Le yoga correspond à un ensemble de méthodes physiques et mentales qui ont pour finalité de joindre les énergies du corps et de l'esprit afin de rompre le pouvoir de séduction matérialiste extérieur en réorientant le regard du sujet vers le dedans.

Le yoga *nidra*, encore appelé yoga du rêve ensommeillé fait référence au dieu hindou Brahma qui s'endormait d'un sommeil conscient entre les créations successives des différents mondes dont il était à l'origine.

Allongez-vous sur le sol, bras et jambes tendus et écartés, les pieds dirigés vers l'extérieur et les paumes tournées vers le ciel, en fermant les yeux. Inspirez et expirez très profondément, en ayant l'impression qu'à chaque mouvement respiratoire, votre corps s'enfonce de plus en plus dans le sol. Puis, posez vos deux mains sur votre ventre, les doigts entrecroisés, les deux pouces et les deux annulaires joints. Inspirez lentement et profondément et vous devez sentir vos mains se séparer lorsque votre abdomen se gonfle d'air. Concentrez-vous sur vos pieds aussi intensément que vous le pouvez, en état de profonde relaxation, puis sur vos mollets, puis sur toutes les autres parties de votre corps, en laissant votre respiration devenir aussi légère que possible. Il faut se livrer à de l'autosuggestion et répéter en soi-même des formules simples, comme : «je détends mes orteils, je détends mes orteils. Mes orteils sont détendus. Je fléchis mes chevilles, je fléchis mes chevilles, mes chevilles sont souples et détendues. Je détends mes mollets, je détends mes mollets, mes mollets sont détendus». Faites de même avec les autres muscles, ligaments et articulations du corps, en remontant vers le buste et la tête.

Vous pouvez utiliser toutes sortes de contraction-décontraction des muscles du corps : des mains et des pieds, de la nuque, des épaules et de la poitrine. Vous devez vous concentrer et essayer de les ressentir individuellement et aussi distinctement que possible.

Chaque fois que vous inspirez, ressentez une vague de détente traversant votre corps dont vous prenez pleinement conscience, une vague d'oxygène qui descend dans votre organisme depuis vos poumons jusqu'à vos orteils. Chaque fois que vous expirez, ressentez la tension s'échapper de votre corps, laissant votre esprit en profonde relaxation. Plongez profondément à l'intérieur de vous-même, pour retrouver votre moi intime, dans une profonde sensation de bien-être et de paix intérieure.

Vous pouvez ainsi endormir profondément votre corps tout en gardant l'esprit clair et vigilant.

Des études scientifiques récentes[15]ont montré que le yoga tibétain a permis à 39 patients traités pour lymphome de mieux dormir, ces derniers s'endormant plus facilement, plus longtemps, et ayant besoin de moins de médicaments pour initier leur sommeil. Actuellement, d'autres études sont en cours pour évaluer l'efficacité réelle sur l'insomnie de séances quotidiennes de yoga durant sept à huit semaines. Le yoga *nidra* entraîne une relaxation profonde de l'esprit, qui vous fait quitter votre état de veille et vous fait passer à un stade de rêve éveillé, en introspection profonde, ce qui réduirait ensuite l'activation sympathique et la stimulation physique et cognitive du corps. Ce qui affecte l'esprit influence le corps et vice-versa.

Le yoga *nidra* est dérivé de la médecine indienne ayurvédique, qui décrit les troubles du sommeil comme étant causés par une indigestion physique ou mentale.

L'indigestion ayurvédique physique est directement liée à une alimentation inappropriée. Dans ce cas, un meilleur entraînement physique et une meilleure alimentation et respiration doivent permettre une amélioration. Ainsi, des études ont montré que l'hypertension artérielle s'était nettement améliorée par la pratique régulière du yoga chez des patients hypertendus.

L'indigestion psychique est moins concrète, mais n'en est pas moins un problème à résoudre.

Cela arrive quand une émotion, un événement ou une situation n'a pas été assimilée, lorsque votre esprit est très " occupé " et est perturbé par une accumulation continuelle de pensées et de soucis.

15. revue Cancer, avril 2004

Dans ce cas, le yoga doit pouvoir permettre d'accéder à un apaisement de l'esprit, à une harmonie et une paix intérieure, à un ralentissement du corps et de la pensée, pour mieux évacuer le stress quotidien et réactionnel et favoriser le sommeil.

De plus, la pratique régulière du yoga favorise une meilleure productivité quotidienne au travail et un bien-être général, avec une diminution de votre réactivité au stress, entraînant moins de problèmes cardio-vasculaires (hypertension, infarctus) et psychologiques.

Deux aspects essentiels du yoga sont l'*asana* et le *pranayama*.

Le mot *asana* signifie «position», allusion de la position du yogi bouddhiste en méditation. Cette position peut être assise, mais aussi debout ou couché. Le but est de s'étirer, de faire des élongations, de courber la colonne vertébrale vers l'avant, l'arrière et les côtés, afin de promouvoir une certaine flexibilité et de stimuler les nerfs vertébraux.

Le *pranayama* signifie «recevoir en soi l'énergie vitale» ou contrôler sa respiration.

Il s'agit de techniques de respiration abdominale profonde qui permettent de mieux oxygéner l'organisme et d'évacuer le gaz carbonique de ses poumons. Il a été démontré qu'une mauvaise oxygénation de l'organisme diminuait les facultés de concentration et de mémorisation, menant à une plus grande fatigue physique et psychique et à des troubles du sommeil. Le fait de se concentrer sur le son et le rythme de sa respiration permet de se recentrer sur soi-même, sur les liaisons entre l'intérieur et l'extérieur de notre corps, entre l'esprit, les émotions et le corps. Ainsi, pour chaque émotion et état d'esprit, on présente en miroir un rythme respiratoire différent. À l'inverse, si on arrive à mieux contrôler sa respiration, on peut modifier ses états psychique et physique jusqu'à arriver à une sensation de bien-être favorable à un bon sommeil, avec un esprit serein et détaché. On reste immergé dans la pratique de ces exercices pendant quelques minutes, évitant les distractions extérieures.

Une autre technique anti-stress efficace de yoga, appelée *nadi sodhana*, consiste à alterner sa ventilation nasale à travers une narine, puis l'autre.

Si vous souhaitez approfondir votre connaissance du yoga, vous ne pourrez vraiment le faire efficacement qu'avec un professeur, qui personnalisera les exercices à pratiquer selon vos propres possibilités.

La méditation

Des études scientifiques ont montré que la méditation entraînait une telle relaxation que cela pouvait abaisser les chiffres tensionnels de patients hypertendus et les aider à mieux dormir[15].

Pour méditer, vous devez laisser votre esprit se reposer, se détacher, âcher prise, flotter ou s'endormir.

Laissez vos pensées s'échapper lentement de votre esprit comme le sable s'écoule par le goulot d'un sablier, tandis que vous commencez à entendre des bruits en sourdine. Laissez-vous aller à méditer sur des mots familiers que vous aimez et répétez-les en vous-même plusieurs fois de suite, jusqu'à ce que vous rompiez les amarres, que votre corps et votre esprit soient libérés de leurs tensions.

Joignez vos deux mains l'une contre l'autre, les doigts du milieu entrecroisés avec les pouces et les annulaires joints l'un contre l'autre, posés sur le ventre pour mieux percevoir la respiration abdominale. Vous allez ressentir une sensation d'engourdissement, d'anesthésie, de fourmillement dans vos deux mains. Vous ressentez une certaine paix intérieure, vous vous mettez au repos, en «parallèle», en «dérivation», «hors circuit» de la réalité ambiante. N'essayez pas de contrôler votre respiration, essayez juste de l'observer, de la contempler. Elle se ralentit progressivement, en même temps que votre corps se détend et que vous vous relaxez.

Vous ressentez un immense bien-être, vous êtes mieux dans votre peau, plus détendu.

15. Blackwell, 1976, et Pollack, 1977, dans la revue scientifique Lancet.

Tandis que vous commencez à entendre ces sons mélodieux, ce moment spécial de profonde détente, de confort très intense qui vous est tout particulièrement destiné. À votre rythme, vous allez vous concentrer sur votre corps : est-il détendu ? Testez la tension qui subsiste dans certaines parties de votre corps, relevez puis relâchez la tête, cette tête lourde. Vos muscles de la nuque se détendent.

Si vous ne pouvez pas joindre réellement vos deux mains en public durant la journée, imaginez-les mentalement jointes l'une contre l'autre.

Vous devez plus vous impliquer dans le présent, vous concentrer sur un mot ou un couple de mots, sur votre respiration abdominale, comme dans le yoga ou la méditation zen. Vous pouvez aussi visualiser la flamme d'une chandelle ou sur une image agréable : un coucher de soleil, un arc-en-ciel, un sourire, un beau paysage, une musique agréable et familière.

Ressentez la détente et la paix intérieure qui vous envahit tout doucement comme les vagues de l'océan, progressivement, au rythme du ressac vers un état de vide mental régénérateur, vers cet état de bien-être. À chaque vague, vous ressentez un peu plus cette détente. Inspirez profondément et relâchez. Les vagues, la mer, la détente, le repos, la sérénité vont ainsi progressivement vous envahir et peut-être ressentez-vous déjà un état de bien-être total, totalement détaché des contraintes du monde, complètement en harmonie avec vous-même, avec vos aspirations profondes et vos propres désirs. Votre énergie vitale va circuler librement en vous, sans barrière ni tension, selon son flux naturel, avec cette sensation de fraîcheur qui se répand au travers de votre être, lentement, comme le ferait le ruisseau de la montagne, de son eau claire et limpide, sur le sol de la terre. Puis vous vous réveillez, alerte, frais et détendu, à votre rythme.

Vous pouvez aussi favoriser votre propre endormissement en visualisant un escalier dont vous descendez les marches une à une, en vous détendant de plus en plus au fur et à mesure, de plus en plus profondément, en vous abandonnant et en vous sentant de mieux en mieux, en ayant la sensation agréable de vous enfoncer de plus en plus profondément dans le sol et le sous-sol.

La méditation produit une sorte de concentration passive, un état appelé «état alpha», du fait des ondes cérébrales alpha produites par le cerveau, comme il en existe dans les derniers moments avant de s'endormir. La méditation aide à réduire l'activité du système nerveux sympathique et donc à réduire la tension et l'anxiété. Elle ralentit les rythmes cardiaque et respiratoire, et diminue la tension artérielle.

L'auto-hypnose

L'auto-hypnose est un des moyens les plus rapides d'obtenir une relaxation profonde par une «veille paradoxale» : «De même que le sommeil est dit paradoxal parce qu'il est un sommeil plus profond et qu'il est marqué par l'activité corticale de la veille, de même l'hypnose pourrait s'appeler veille paradoxale parce que le corps y apparaît sous les traits du sommeil et que les caractères de la veille s'y manifestent avec plus de force et d'ampleur». L'hypnose s'adresse directement à votre subconscient, remplaçant des conduites anciennes, comme celles de fumer, par des suggestions positives, telles que ne pas avoir envie de fumer.

Pour mieux dormir, c'est un peu comme si on découvrait la ou les raisons psychologiques à l'origine de l'insomnie et que l'on reprogrammait le subconscient sans cet événement traumatique initial. Des cassettes d'auto-hypnose peuvent être bénéfiques, utilisant des affirmations positives, comme dans la méthode du fameux pharmacien Émile Coué : «Tous les jours, à tous points de vue, je vais de mieux en mieux et mon sommeil devient de plus en plus tranquille».

Les pensées positives permettraient la production d'éléments biochimiques qui favoriseraient les défenses immunitaires. Ainsi, le Dr Ellen Langer, de l'Université d'Harvard, procéda en 1979 à une expérimentation sur un groupe d'hommes de plus de 75 ans. Ils furent placés pendant sept jours dans un lieu isolé où tout semblait dater de vingt ans auparavant, comme s'ils étaient revenus en 1959.

16. Dr François Roustang.

Après les sept jours d'isolement, tous les patients virent leurs caractéristiques biologiques telles que l'audition, la masse musculaire, la tension artérielle et les sécrétions hormonales, rajeunir d'environ sept à dix ans. Ainsi, si vous remplacez des pensées négatives par des pensées positives plausibles, vous n'y croirez que si vous les formulez avec conviction : «Je sais que je peux dormir», «Je vais dormir maintenant ou plus tard, quand mon corps sera prêt», «Je me donne la permission de dormir», «Je vais m'endormir sans difficulté», «Le sommeil est sain et serein», «Le sommeil donne un nouveau tournant à ma vie le tout étant de trouver les bons mots» qui vont «faire tilt». Vous pouvez faciliter les choses en vous imaginant en train de vous balancer sur un hamac, de plus en plus somnolent, ou dans un petit canoë, en train de flotter sur un grand lac calme. Regardez les nuages et essayez de deviner ce qu'ils peuvent représenter. Comptez de manière rétrograde, de 100 à 0.

La sophrologie

Le terme provient des mots grecs «sos», serein, «phren», âme et «logos», discours ou étude, ce qui peut se traduire par la «science de l'esprit serein». Cette science de la conscience a été créée en 1960 par Alfonso Caycedo, après deux années d'études en Asie des techniques ancestrales des maîtres orientaux bouddhistes, zen et yogis.

Il s'agit de se relaxer à l'aide de méthodes inspirées du yoga, de l'hypnose et du training autogène de Schultz.

«La vie de chaque homme est un chemin vers soi-même, l'essai d'un chemin, l'esquisse d'un sentier... Chacun de nous est un essai de la nature dont le but est l'homme. Nous pouvons nous comprendre les uns les autres, mais personne n'est expliqué que par lui-même»[17]. Il s'agit d'utiliser aussi bien la relaxation et la concentration intérieure sur le schéma corporel, que sa perception sensorielle et intuitive, avec une modification des états de vigilance et de conscience, par la suggestion et l'expérimentation. On tente ainsi d'améliorer ses propres capacités de contrôle et de maîtrise de soi.

17. Hermann Hesse, Dermian, 1925.

Le biofeedback

Dès 1875, le médecin britannique Richard Caton avait constaté sur des animaux que l'activité électrique du cerveau était liée à l'activité mentale. En 1958, Joseph Kamiya, professeur à l'Université de Chicago, entraîna un volontaire à émettre des ondes alpha (8-13 Hz) et confirma ainsi la capacité de contrôler ses propres ondes cérébrales.

Dix ans plus tard, en 1968, Barry Sterman de l'Université de Los Angeles, qui avait entraîné des chats à augmenter l'amplitude des signaux du rythme sensorimoteur (12-15 Hz) fit une découverte inattendue. La NASA, qui s'intéressait aux effets de l'hydrazine (un combustible de fusée) sur l'être humain, lui demanda d'examiner le lien entre ce combustible et le déclenchement de crises d'épilepsie. Sterman utilisa pour cela 50 chats. Parmi eux, dix avaient été entraînés à augmenter l'amplitude de leurs signaux du rythme sensorimoteur. Il injecta de l'hydrazine aux 50 chats et constata avec surprise que les quarante qui n'avaient pas été entraînés firent une crise d'épilepsie dans l'heure qui suivit tandis que les dix autres se montraient beaucoup plus résistants. Il venait de découvrir le biofeedback. En 1971, Sterman commença à l'utiliser pour réduire avec succès le nombre de crises d'épilepsie chez des sujets humains. Une vingtaine d'études scientifiques effectuées par douze centres de recherche ont depuis confirmé ses résultats.

En 1989, Eugène Peniston et Paul Kulkosky utilisèrent avec succès un protocole de biofeedback spécifique pour traiter le syndrome de stress post-traumatique chez des vétérans du Vietnam.

Aujourd'hui les applications du biofeedback sont multiples et ses modalités de mise en œuvre sont très diverses. Une étude scientifique américaine aurait montré que le biofeedback est efficace dans le cadre du traitement de maladies liées au stress : l'anxiété, l'hypertension artérielle, la tachycardie, les maux de tête et surtout, l'insomnie.

C'est une technique qui tient compte des signaux visuels et sonores vous indiquant comment fonctionne une partie de votre corps afin que vous puissiez apprendre comment mieux le contrôler directement. On peut ainsi se concentrer sur le pouls, la tension artérielle, la tension musculaire des muscles de la face, notamment ceux du front, ou sur la température des doigts. Lorsque le tonus musculaire est élevé, vous savez que vous êtes plus tendu, alors que lorsqu'il diminue, vous savez que vos muscles se sont relâchés. Ainsi, en vous étudiant vous-même, vous pouvez arriver à déterminer ce qui fait monter ou descendre le tonus musculaire et donc apprendre à vous relaxer. On peut aussi étudier sa propre température corporelle à l'aide d'un thermomètre. Si vous le fixez avec un ruban adhésif sur votre doigt, il mesurera votre température corporelle. Essayez ensuite de pratiquer la respiration abdominale afin de vous relaxer durant cinq minutes. Si vous regardez votre thermomètre, la température s'est élevée de quelques degrés. Parfois, la tension musculaire peut varier en fonction de sur quoi on se concentre et comment on y pense : au bureau ou à la plage. En pratique, on se rend compte que le biofeedback ne fonctionne que chez les insomniaques qui éprouvent une tension musculaire lorsqu'ils cherchent à s'endormir.

Le training autogène de Schultz

La méthode du training autogène était appelée aussi par Schultz «méthode de relaxation par auto-décontraction concentrative». Elle est née des recherches sur le sommeil et sur l'hypnose par Vogt et Brodman entre 1894 et 1903 à Berlin. Ils avaient observé que certains patients, ayant subi de nombreuses séances d'hypnose, étaient capables de se replonger par eux-mêmes dans un état similaire. Lors de cet état d'auto-hypnose apparaissaient des sensations de lourdeur et de chaleur avec un effet remarquable de récupération. Ces exercices mentaux, pratiqués plusieurs fois par jour, réduisaient de façon notable les effets du stress, de la fatigue et de la tension nerveuse.

En 1932, après 10 ans d'observations des potentialités de l'hypnose et des diverses formes de suggestion, Schultz publie sa première édition du «Training Autogène», méthode différente de l'hypnose, car sans suggestion externe et sans lien de dépendance entre l'hypnotiseur et l'hypnotisé. Ainsi, certains individus peuvent se mettre dans un état voisin de l'hypnose par une action volontaire et personnelle, afin de mettre l'esprit et le corps au repos.

Cette technique de relaxation, utilisant l'autosuggestion et des exercices respiratoires, est notamment utilisée dans l'aéronautique pour aider les équipages à corriger leurs troubles du sommeil, à améliorer leur concentration et à diminuer leur nervosité :

Allongez-vous sur le dos, dans un lieu calme et sombre, en vous concentrant sur votre respiration tout d'abord, puis sur vos membres ensuite, en répétant inlassablement les phrases suivantes : «mon bras droit est chaud, très chaud, très très chaud, puis mon bras droit est lourd, très lourd, très très lourd», jusqu'à ce que vous éprouviez réellement ces sensations de chaleur et de lourdeur, non seulement aux bras, mais ensuite dans le reste du corps : les jambes, les cuisses, le corps tout entier. Par ce biais, on a la sensation que notre peau se réchauffe et que les muscles alourdis se relâchent. La respiration devient plus profonde : je respire lentement et calmement, de façon bien rythmée et régulière. Nos battements de cœur ralentissent et s'apaisent : «mon cœur bat fort et calmement. Mon ventre est irradié de chaleur. Mon front est agréablement froid, je suis complètement calme et détendu». Néanmoins, plusieurs séances pratiquées régulièrement sont nécessaires pour obtenir des résultats durables. On peut ainsi procéder à une sorte d'autosuggestion, en se répétant en soi-même ces phrases trois fois par jour, que l'on soit assis ou allongé, afin d'obtenir une relaxation profonde par la simple observation passive de différentes zones corporelles.

Les exercices physiques d'étirement ou *stretching*

Le *stretching* est né d'une intuition du fait que les muscles de l'attitude et du maintien prédominaient sur les muscles dynamiques. La concentration mentale favorise la prise de conscience du corps.

Faire de l'exercice peut favoriser une sensation de bien-être et votre endormissement. Cela permet notamment de brûler des calories, d'améliorer la circulation sanguine, au niveau du cœur et des poumons, d'avoir des os plus solides, de tonifier les muscles, de réduire les taux de cholestérol et de diminuer les chiffres tensionnels. La pratique régulière d'exercices permet la production par l'organisme de substances chimiques naturelles appelées endorphines, qui sont normalement fabriquées par le cerveau. Ces substances sont efficaces contre la dépression et produisent une sensation de bien-être.

On peut pratiquer un peu d'exercice régulièrement avant de se coucher, pour diminuer le stress psychique et la tension musculaire. Cela ressemble à des exercices de yoga. Vous pouvez notamment étirer tout votre corps en étirant votre bras droit pour tenter de toucher le plafond, aussi haut que vous le pouvez. Vous devez sentir tout votre côté droit étiré, depuis le bout des doigts de votre main droite jusqu'au pied droit. Répétez le même exercice avec le bras gauche.

En fait, les chercheurs se sont rendus compte que ce n'était pas les exercices eux-mêmes qui étaient bénéfiques, mais c'était surtout le changement de température corporelle dont ils étaient à l'origine.

Ainsi, si vous travaillez de jour, la température de votre corps s'élève durant le jour et s'abaisse durant la nuit, avec un pic positif au milieu de l'après-midi et une chute maximale vers 5 heures de matin. Chez les insomniaques, la courbe de température tombe moins que chez les bons dormeurs. Plus votre température corporelle chute, plus vous dormirez profondément. Comme vingt à trente minutes d'exercice élèvent la température corporelle durant quatre à cinq heures, la température ne retombera qu'après cette période, pour alors favoriser le sommeil. Il ne faut donc pas pratiquer des exercices physiques trop près du coucher, car cela pourrait favoriser une insomnie d'endormissement.

Si vous voulez faire de l'exercice à distance du coucher, vous pouvez faire du jogging ou du vélo de salle, de la natation, du tennis. Plus vous en ferez, plus vous serez capable d'en faire. L'idéal serait d'en faire environ trente minutes, trois à quatre fois par semaine.

La relaxation musculaire progressive

La méthode de relaxation de Jacobson coïncide dans le temps avec celle de Schultz. Elle s'en écarte cependant complètement, rejetant toute idée d'hypnose. Selon lui, les patients sont souvent tendus sans qu'ils en prennent conscience, avec ou non des symptômes «organiques».

Jacobson, en scientifique et en rationaliste, veut apprendre au patient à s'observer. Pour cela, il met au point un appareil, l'électro-neuro-myomètre, qui permet, en mesurant le degré de concentration musculaire, d'objectiver le degré de contraction ou de décontraction du patient.

Une tension musculaire répétée entraîne une tension psychique. Pour Jacobson, il existe une relation entre le vécu émotionnel et le degré de tension musculaire.

Grâce à l'électro-neuro-myomètre, il peut montrer que le simple fait de penser qu'on va agir entraîne automatiquement des variations de tension musculaire dans la sphère envisagée.

Ainsi, l'intention de parler entraîne des contractions musculaires minimes dans le larynx et dans les muscles de la face. Jacobson en déduit une méthode dont le but est la réduction volontaire du tonus musculaire au repos : c'est la méthode de relaxation progressive.

Après avoir été en tension pendant quelques secondes, un muscle a tendance à se relâcher. Ainsi, si l'on met en tension un groupe de muscles, puis qu'on les relâche, on ressent une certaine relaxation. Jacobson divise cet apprentissage de la détente du bras en plusieurs périodes, faites de mouvements et de tensions différents, avec chaque fois prise de conscience.

Le patient passe successivement à la détente des membres supérieurs, puis des membres inférieurs, puis à l'apprentissage de la détente des muscles du tronc, des muscles de la nuque et finalement, de la région de la tête :

Choisissez une pièce calme, libre de toute intrusion et d'appels téléphoniques.

Une fois allongé, respirez profondément, puis concentrez-vous sur votre main droite. Il faut que vous serriez le poing le plus fort possible durant cinq à six secondes, puis que vous observiez attentivement votre main immédiatement après l'avoir relâchée. Puis refaites l'expérience plusieurs fois de suite avec la même main droite. Comparez la maintenant, elle qui est profondément relâchée, avec la main gauche. Vous comprendrez mieux la différence entre votre état normal et l'état de relaxation musculaire.

Vous pouvez ensuite passer à d'autres groupes musculaires : les deux bras, la face, le front, la nuque et les épaules, les muscles abdominaux, les cuisses, les jambes, les chevilles et les pieds. Il faut pratiquer ce type d'exercice en fin d'après-midi, car on observera le même type de sensations qu'après la respiration abdominale profonde : lourdeur, légèreté, chaleur, sensation de flottement.

Après plusieurs semaines d'exercices de relaxation, vous n'aurez plus besoin de passer par la phase de tension musculaire en premier. Vous pourrez directement vous concentrer sur un groupe musculaire afin d'obtenir sa relaxation, ce qui facilitera d'autant votre endormissement.

Ainsi, une étude scientifique menée sur quarante volontaires insomniaques permit d'observer que ceux qui prenaient des somnifères purent s'en passer dans 80 % des cas. Les patients ayant été traités par relaxation musculaire progressive améliorèrent leur qualité de sommeil et n'eurent que peu de syndrome de manque.

La programmation neurolinguistique (PNL)

Depuis les années 1970, grâce au développement de la neurobiologie, on connaît l'existence du cerveau émotionnel, «animal», préoccupé par la survie du corps et qui gère toutes les émotions. Il s'agit du système limbique.

La PNL consiste à tenter de ressentir dans son corps des sensations agréables déjà éprouvées précédemment, en faisant en sorte que le cerveau soit capable de répéter ces expériences. Le changement visé peut être l'amélioration d'une pathologie ou d'un comportement, ou bien encore l'optimisation du potentiel actuel de la personne, dans quelque domaine que ce soit.

Ainsi, lorsque vous vous mettez au lit, essayez de penser à l'époque où vous vous endormiez sans problème. Essayez de revivre cette expérience : dans quelle position étiez-vous ? Est-ce que vous entendiez des sons ou une musique particulière ? Est-ce que vous pensiez à quelque chose en particulier ? Pourquoi vous sentiez-vous si bien et prêt à vous endormir ? Ressentiez-vous certaines émotions ou sensations ?

Une fois avoir récapitulé tout ce qui a pu contribuer à un endormissement facile, tentez de reproduire cet environnement sonore, cette position d'endormissement, etc....

Chapitre IX

Les médecines naturelles

Une fois essayées toutes les techniques de relaxation, vous vous apercevrez que l'une d'entre elles vous convient plus particulièrement. Certains peuvent s'endormir très profondément en pleine méditation, d'autres par des séances d'acupuncture.

L'acupuncture

Le premier ouvrage théorique apparut en chine en 1500 avant J.-C., mais ce fut des Jésuites qui, les premiers, sous la conduite du père Harvieu, ramenèrent et compilèrent des écrits sur l'Acupuncture lorsque, à la fin du XVIIème siècle, Louis XIV les envoya à Pékin. Au début du XIXème siècle, en France, de grands noms de la médecine s'y intéressèrent et la pratiquèrent : Laennec, Bretonneau, Trousseau. Mais ce fut sous l'impulsion de Georges Soulié de Morant (1878-1955), consul de France à Pékin pendant plus de 12 ans, que l'acupuncture - moxibustion prit un essor considérable en France et en Europe à partir des années 1920.

L'acupuncture est une médecine ancestrale qui tend à préserver le capital santé du patient et à soulager nombre de maladies : mal de tête, stress, insomnie, allergie, hypertension. Elle est basée sur le taoïsme, qui distingue deux formes complémentaires de l'énergie : le Yin (vers la terre, obscur, froid, négatif et féminin), et le Yang (vers le ciel, lumineux, chaud, positif, viril) tendant vers un équilibre jamais atteint, toujours instable, puisque tous les cycles naturels et biologiques passent successivement par des phases Yin et Yang. Tous nos problèmes de santé seraient liés à un déséquilibre énergétique entre ces deux états opposés et complémentaires. Il faut donc rétablir un équilibre entre ces deux états pour retrouver une situation harmonieuse.

Selon la tradition chinoise, l'énergie circulerait dans le corps, le long de trajets énergétiques sillonnant le corps, appelé «méridiens». Le médecin repère sur la peau, puis pique à l'aide de fines aiguilles des points situés sur le parcours de ces méridiens, ce qui permettrait de réharmoniser cette circulation de Qi, gage de bonne santé.

Ainsi, on pourrait améliorer la qualité et la profondeur du sommeil de patients sains, comparativement à des patients avec un placebo également enregistrés en laboratoire du sommeil, par l'application durant la nuit de cônes fixés sur le **point 7 Cœur**[18]. De même, la stimulation du **point 4 GI** (point 4 du méridien Gros Intestin) permettrait de soulager les stress importants, donc de faciliter un état favorable à l'endormissement.

Quelle que soit la technique que vous aurez choisie, il faudra vous astreindre à la pratiquer très régulièrement.

18. Le point 7 du méridien Cœur, selon des auteurs Buguet A, Sartre M, Le Kerneau J.

L'acupressure

Pour ce faire, vous n'avez pas besoin d'aiguilles, mais seulement de stimuler certains points précis du corps, sorte de «points-gachette», en les massant alternativement, lentement et profondément, pendant quelques minutes avant d'aller au lit ou avant une séance de «minute zen». Votre pouce ou un instrument en bois est placé sur la zone cible en appuyant fortement et en pratiquant un mouvement circulaire autour du point, ou à l'aide d'un appareil de stimulation électrique branché sur des aiguilles d'acupuncture ou d'un *soft-laser*. Il s'agit de lasers de faible puissance, de classe III, à Hélium-Néon ou à diode, sans effet thermique, mais entraînant une «biostimulation», avec des réactions photochimiques et métaboliques sur les tissus-cibles, ne délivrant que 1 à 4 joules par cm^2, avec une puissance entre 10 et 400 milliwatts.

Le but de la stimulation de ces points est de rééquilibrer, d'harmoniser l'activité cérébrale soumise à toutes sortes de stress.

Pour commencer, il est préférable de ne commencer que par un auto-massage simple de quelques minutes, avant la séance de la «minute zen» :

- au niveau du pied, stimuler le deuxième orteil, dans l'angle extérieur de l'ongle (**point 45 du méridien Estomac**) et la partie interne de l'origine du gros orteil, (**point 2 du méridien Rate**)

- un peu en arrière du sommet du crâne, le **point 20 VG** (méridien Vaisseau Gouverneur), bai hui, est situé dans une petite dépression au croisement de la ligne médiane fronto-occipitale et d'une ligne passant par le haut des pavillons des oreilles,

- sur le pli du poignet, à la face interne de l'avant-bras, au niveau des points 9 du méridien du Poumon, **7 du méridien Cœur, 7 du méridien Maître du Cœur**.

La réflexologie plantaire

C'est en Égypte ancienne que l'on retrouva les premières traces de la réflexologie, ou zone-thérapie. On découvrit en effet dans une tombe de Saqqarah (la tombe d'Ankhamor), datant de 2 500 ans avant J-C., un bas-relief représentant deux hommes en soignant deux autres, par un massage des pieds pour l'un, par un massage des mains pour l'autre. Dans la Chine antique, on associait le massage des pieds à l'acupuncture. Les points de pression étaient également sacrés et connus en Inde, en Indonésie, et même chez les Incas et les indiens d'Amérique du Nord pour lesquels le pied était le lien entre le corps, la terre, l'univers et les esprits, son massage visant à restaurer chez le malade l'équilibre avec la nature.

En Europe, il fallut attendre le XXème siècle pour que le Dr William Fitzgerald, O.R.L. à Londres, mette en évidence les bienfaits de la réflexologie. Après avoir constaté que la pression de certains points du pied entraînait une anesthésie de certaines zones du corps, il poursuivit ses recherches, lesquelles l'amenèrent à diviser le corps en dix zones d'énergie. Ces dix zones aboutissaient à la plante des pieds et à la paume des mains. Puis, ce fut le Dr Eunice Ingham, qui découvrit ensuite que la plante des pieds et de la paume des mains étaient le siège de zones réflexes correspondant à différents organes et zones du corps, établissant même une cartographie de ces zones réflexes.

En massant et en pressant certains points précis des pieds ou des mains, on peut ainsi soulager certains troubles organiques. L'insomnie peut être soulagée en massant plus précisément les zones qui concernent l'activité cérébrale et l'hypophyse, surtout au niveau des orteils et principalement la face plantaire du gros orteil. De plus, on peut stimuler les zones correspondant à l'excès de stress : le point diaphragme (**point 1 du méridien Rein**), le point surrénal, un peu en dessous, et le point rate, un peu en dehors, près du bord externe du pied.

Vous pouvez ainsi vous faire un auto-massage des pieds ou des mains, en appuyant sur des points de réflexologie plantaire ou palmaire et/ou de shiatsu, ou même sur des points de votre visage.

Sur ce dernier, réalisez des mouvements circulaires, avec les deux mains, les yeux fermés, en commençant par le front, puis les tempes et les joues, et en terminant par votre menton et votre nuque.

La phytothérapie

La Phytothérapie, du mot grec «Phuton» plante, et «Therapeia» traitement, signifie traitement par les plantes. Elle inclut l'Aromathérapie, qui utilise des plantes produisant des essences végétales.

Dès l'Antiquité, on utilisait les plantes pour traiter différentes formes de maladies. Mais il fallut attendre la Renaissance pour que les plantes puissent être analysées, classées, répertoriées pour leurs effets thérapeutiques : c'est ainsi qu'apparut la botanique en tant que science. De plus, à la suite de la découverte de l'Amérique et de l'Extrême-Orient, une multitude d'autres plantes purent être répertoriées, ainsi que l'utilisation qu'en faisaient les populations indigènes.

À partir du XVIIIème siècle jusqu'à nos jours, on commença à pouvoir déterminer avec exactitude quels étaient les principes actifs des plantes qui étaient responsables de leurs actions, comme, par exemple, l'aspirine, ou acide acétyl salicylique, extrait de l'écorce du saule.

Comme, le plus souvent, les principes actifs de la plante sont concentrés dans des parties spécifiques, on emploie, par ordre d'utilisation décroissante : surtout la feuille, puis la tige, l'écorce, le bois, les bourgeons, les racines, les rhizomes, les bulbes, les fleurs, les fruits, les queues des fruits, les graines, la gomme, la sève.

Plus de 800 000 espèces végétales poussent à la surface du globe dont 250 000 sont connues. Parmi ces dernières, l'Organisation Mondiale de la Santé a répertorié plus de 22 000 plantes médicinales utilisées par les médecines traditionnelles, mais seulement quelques centaines sont employées couramment aujourd'hui. Environ 1 000 plantes sont inscrites à la pharmacopée française. Elles ont toutes une activité pharmacologique reconnue et constituent un réservoir de matières premières à la source de presque la moitié des spécialités pharmaceutiques classiques.

Les traitements réalisés à base de plantes peuvent être sous forme de comprimés, de gélules, d'infusions, de décoctions ou de teintures mères, dont le principe actif est obtenu par macération dans de l'alcool. Certaines spécialités associent plusieurs plantes, comme des extraits aqueux ou hydroalcooliques de valériane, d'aubépine, de passiflore, de ballote.

Plus traditionnelles, les tisanes de plantes peuvent être consommées après le dîner, avant de se coucher.

LA VALÉRIANE (*Valériana officinalis*)

Encore appelée herbe-aux-chats, c'est la plante la plus communément utilisée et la plus puissante par son côté sédatif, mais également par son action antispasmodique et anticonvulsivante. Elle peut être utile pour certaines personnes, alors qu'elle semble peu efficace pour d'autres. Les médecins de l'Antiquité, grecs et romains, l'appelaient Phu et s'en servaient déjà pour ses propriétés calmantes. On sait que des doses de 60 mg d'acide valérianique réduisent l'activité motrice et prolongent le temps de sommeil, ce composant étant considéré comme le plus important de l'huile de valériane. Son action serait liée à un acide aminé appelé GABA et à ses récepteurs au niveau cérébral. Le taux de GABA est diminué chez les patients souffrant d'anxiété ou de dépression. Les extraits de racine de valériane, contenant de la glutamine et du GABA, ont un rôle sur le transport du GABA vers les cellules nerveuses, ce qui entraînerait ensuite une sédation. Des études scientifiques ont montré que des extraits de la racine de la valériane pouvaient diminuer l'activité du système nerveux central, et permettaient un endormissement plus rapide, en diminuant significativement les temps de latence à l'endormissement. Ainsi, on observe que deux tiers des patients insomniaques âgés dormaient mieux que d'habitude après avoir ingéré des capsules de valériane, comparativement à des patients, qui n'avaient reçu que des capsules de placebo (améliorés que dans 43 % des cas). De plus, ils ne présentaient pas de ralentissement intellectuel et de léthargie anormale le lendemain, comme on peut l'observer après la prise de somnifères classiques.

Il semblerait donc que les extraits de valériane seraient aussi efficaces que de petites doses de benzodiazépines ou des barbituriques, sans présenter leurs effets secondaires.

LA PASSIFLORE (***Passiflora incarnata***)
Encore appelée «fleur de la passion», elle est cependant plus sédative qu'aphrodisiaque. Des extraits de passiflore provenant des feuilles et fleurs de la plante diminuent l'anxiété, l'excitabilité, les palpitations et l'activité motrice et prolongent le temps de sommeil. De plus, on observe un léger ralentissement de la fréquence cardiaque et une action antispasmodique.

LA CAMOMILLE ROMAINE (***Anthemis nobilis***)
C'est l'une des plantes les plus utilisées pour ses fleurs, tant pour ses propriétés digestives (aérophagie, digestion lente), cicatrisantes, anti-inflammatoires, que pour son action relaxante.

L'AUBÉPINE (***Crataegus oxyacantha***)
Par ses fleurs, elle a une action calmante et apaisante, hypnotique légère, antispasmodique, tonicardiaque et hypotensive. Elle est notamment efficace dans les dystonies neurovégétatives.

LA BALLOTE FÉTIDE (***Ballota foetida***)
Elle doit son odeur fétide à l'odeur désagréable de ses feuilles. Elle est surtout utilisée pour son action antispasmodique, les troubles digestifs et son action contre l'anxiété.

L'ESCHSCHOLTZIA CALIFORNICA
Il s'agit du pavot jaune de Californie, dont les alcaloïdes (protopine, californidine...), favorisent le sommeil, mais aussi ont une action antispasmodique, anxiolytique, analgésique et sédative. Cette plante était déjà utilisée traditionnellement par les indiens d'Amérique.

LE TILLEUL (***Tilia platyphyllos***)
Il s'agit également d'une plante très utilisée, traditionnellement en infusion, pour son action apaisante, anxiolytique, diurétique et antispasmodique.

LA VERVEINE OFFICINALE (*Verbena officinalis*)
Surtout utilisée pour son action sur la digestion, elle est aussi sédative et antispasmodique. Elle était considérée par les Gaulois comme une herbe sacrée et prescrite pour faciliter l'accouchement et augmenter la lactation.

LE MILLEPERTUIS (*Hypericum perforatum*)
Il s'agit d'une plante riche en mélatonine. Il favorise, par ses flavonoïdes, la production de cette hormone par l'organisme, mais il n'a aucune action sur l'endormissement ou la durée du sommeil. Cette plante a aussi une action anxiolytique, anti-inflammatoire, stimulante et serait un antidépresseur très léger. Elle est déconseillée en association avec des contraceptifs oraux, car elle peut en diminuer l'efficacité.

LE HOUBLON (*Humulus lupulus*)
Encore appelé vigne du nord, il est surtout connu des buveurs de bière, qui en consomment le produit. Les Romains le cultivaient déjà dans l'Antiquité. On connaît son action sédative depuis longtemps, du fait d'une réduction de l'excitabilité, liée aux 15 à 25 % de principes amers et résineux qu'il contient, tels que l'humulone, et la lupulone. Il agit au niveau du système nerveux central, en favorisant le sommeil, mais aussi en tant que diurétique et antispasmodique.

LE KAVA KAVA (*Piper methysticum*)
Ce poivrier des îles du Pacifique, lorsqu'il fut disponible sous forme de comprimés, s'est révélé très efficace pour traiter l'anxiété et les troubles du sommeil, sans avoir les effets indésirables des somnifères, mais également les prostatites, vaginites et cystites. Il a cependant été retiré du marché par les agences sanitaires de nombreux pays, après des cas graves d'hépatite ou d'insuffisance hépatique liée à une ingestion en trop grande quantité.

On peut citer d'autres plantes utiles : la mélisse officinale, utilisée pour les rhumes, mais également pour la digestion et pour calmer l'irritabilité et la nervosité, l'aspérule odorante, le coquelicot, la primevère, la laitue vireuse, le lotier corniculé, le nénuphar, la fleur d'oranger, l'alchémille vulgaire, le fenouil, le romarin, la marjolaine et l'ail des ours.

Les indiens d'Amérique utilisent la verveine, la citronnelle, la bergamote et la noix muscade pour mieux dormir.

Dans la médecine hindoue ayurvédique, on peut citer les extraits de plantes indiennes suivantes : jatamansi (nardostachys jatamansi), ashwagandha (withania somnifera), shakhanalpushpi (evovulus alsinoides), brahmi (bacopa monnieri), Jatiphala (myristica fragrance).

Dans la médecine malgache, le betakoa ou huile d'argémone (argemone mexicana) est un excellent hypnotique, antitussif et antispasmodique, de même que la racine d'angivikely (solanum erythracanthum).

L'aromathérapie

Les plantes aromatiques et les huiles ont été utilisées comme parfums, comme encens, comme cosmétiques, dans la cuisine et comme traitements depuis l'Antiquité. Ainsi, Hippocrate prescrivait des fumigations et des fomentations de parfums et il conseillait de faire brûler des herbes odorantes au-dessus des patients. Puis, Avicenne, au Moyen-Âge, découvrit les techniques de distillation, notamment pour la rose, afin d'obtenir des eaux aromatiques et des huiles essentielles. À la fin du XVIIème siècle, les médecins portaient des masques d'herbes et d'épices pour se protéger de la peste qui ravageait l'Europe. Mais il fallut attendre le XXème siècle pour qu'un chimiste cosmétique français, René-Maurice Gattefossé, puis un médecin français, le docteur Jean Valnet, commencent à utiliser le mot aromathérapie après avoir constaté certaines propriétés thérapeutiques des huiles essentielles, notamment pour le traitement de blessures pendant la Première Guerre mondiale, pour le premier, et la Guerre d'Indochine, pour le second.

Ces huiles sont obtenues par distillation, enfleurage ou expression. Pour les utiliser, vous pouvez en verser dans un diffuseur ou un humidificateur, vous en frictionner le corps, ou en mettre quelques gouttes dans votre bain ou sur votre oreiller. Souvent, des préparations spécifiques vous sont proposées, associant diverses plantes avec des propriétés sédatives et favorisant le sommeil : lavande, basilic, mandarine, fleurs d'oranger, palmarosa, pamplemousse, marjolaine, camomille romaine, néroli (oranger amer), citron, orange, oliban, genévrier, rose, bois de santal, sauge.

L'homéopathie

Ce type de médecine mise au point au début du XIXème siècle par Hahnemann repose sur le principe «le semblable soigne le semblable» : toute substance entraînant chez un sujet sain des symptômes caractéristiques, peut, chez un sujet malade présentant ces mêmes symptômes, traiter ce sujet, lorsqu'elle est administrée à d'extrêmes dilutions. Hahnemann insistait sur le traitement du terrain et sur le fait de s'adapter à chaque patient comme un cas individuel.

Néanmoins, dans le cas de l'insomnie, certains traitements sont souvent plus adaptés. Il faut alors prendre les granules ou les gouttes directement sous la langue, en les laissant fondre lentement, à jeun, avant ou à distance des repas. La prescription dépendra souvent des circonstances exactes dans laquelle survient l'insomnie.

Dans les cas de stress important et chronique, de surmenage, où " l'on pense trop " et on consomme trop de café, Coffea cruda 5 CH, avec Kalium phosphoricum 5 CH, 3 granules, 3 fois par jour.

En cas de stress plus aigu, plus important, tel qu'un examen, il faut alors conseiller Gelsemium 5 CH et Ignatia 5 CH, trois granules, trois fois par jour. En cas d'insomnie, par décalage horaire et/ou excès alimentaire ou d'alcool, Cocculus 5 CH et Nux Vomica 5 CH. En cas de cauchemars, de peur du noir, d'angoisses de l'endormissement ou de somnambulisme, Stramonium 5 CH, Bryonia 5 CH, et Kalium Bromatum 5 CH.

En cas de réveils nocturnes, Kalium Carbonicum 5CH. En cas d'impatience dans les jambes, Zincum metallicum 5 CH et Cuprum metallicum 5 CH. Certains composés homéopathiques peuvent aussi être utiles : L 72, Sédatif PC.

L'homéopathie est surtout utile dans les contre-indications de l'allopathie, comme chez les nourrissons ou chez les femmes enceintes.

Les oligo-éléments

En 1894, Gabriel Bertrand, de l'institut Pasteur de Paris, démontra l'existence des oligo-éléments. Certains métaux sont présents à l'état de traces dans les sols, dans les végétaux et les organismes vivants, et jouent un rôle essentiel tant sur la croissance des végétaux que sur celle des animaux et des êtres humains. Puis, en 1912, il démontra la nécessité des traces de manganèse pour la croissance normale des cultures du champignon Aspergillus Niger. À partir des années 1930, les dosages par spectrographie d'émission mirent en évidence le rôle des déficits en oligo-éléments (cuivre, manganèse, chrome) dans certaines maladies d'animaux d'élevage, de même que chez l'Homme. De même, un déficit en zinc fut mis en évidence en Iran et en Égypte (1961), une carence en cuivre fut identifiée au Pérou (1964), des apports insuffisants en chrome en Jordanie, au Nigeria et en Turquie (1979), un déficit en sélénium en Chine (1979).

Dans les cas de stress, d'anxiété ou d'insomnie, les études cliniques scientifiques ont montré que les taux de zinc, de cuivre et de fer seraient bas chez les patients insomniaques. Ils jouent un rôle important dans la synthèse des neurotransmetteurs, tels que la noradrénaline, l'adrénaline et la dopamine, actifs dans l'apport l'oxygène au cerveau et au reste du corps. Mais leur prescription doit être faite par votre médecin traitant, après un bilan biologique approprié.

De même, les oligo-éléments de lithium et de magnésium peuvent aussi être utiles à faibles doses, à raison d'une à deux ampoules avant le coucher, dans le cadre du traitement du stress, de l'anxiété et de l'insomnie, par leur rôle sur la régulation de l'humeur.

Le lithium est retrouvé dans l'eau de mer et la salade. À faibles doses, il n'est pas toxique, ne provoquant ni accoutumance, ni dépendance.

Chapitre X

Les règles hygiéno-diététiques et les facteurs environnementaux pour un meilleur sommeil

«Dormir c'est guérir»
Dr Liebault

Les règles hygiéno-diététiques

Au nombre de huit, les quatre règles principales de base consistent à réduire :

- la consommation d'excitants
- la caféine,
- l'alcool et
- les cigarettes.

1e règle : Réduire la caféine

Le café est la drogue la plus consommée dans le monde. La caféine n'est pas seulement présente dans le café, mais également dans les feuilles et graines de plus de soixante plantes dans le monde, y compris le thé, le guarana, les boissons à base de cola, le chocolat, dans certains médicaments antidouleur, anti-migraineux et traitant les rhino-sinusites. Elle entraîne une accélération des ondes cérébrales, du rythme cardiaque et une élévation de la tension artérielle, avec une plus grande vigilance et une moindre fatigue. Ces effets stimulants débutent quinze minutes après l'ingestion et peuvent durer six heures, perturbant le sommeil par un allongement du délai d'endormissement et une fragmentation du sommeil. La caféine peut aussi vous rendre irritable, les mains moites, et vous provoquer plus de levers nocturnes pour aller uriner, donc plus d'insomnies.

Ces effets s'expliquent par le fait que la caféine stimule la synthèse de certaines hormones hypophysaires qui provoquent la fabrication d'adrénaline par les glandes surrénales, nous maintenant en éveil. De plus, le cerveau produit un neuromédiateur, l'adénosine, qui facilite le sommeil et qui n'est plus efficace lorsque la caféine vient se fixer à sa place sur ses récepteurs cérébraux.

Nous n'avons pas tous la même sensibilité aux effets stimulants de la caféine : les patients qui ont des réveils nocturnes provoqués par la caféine éliminent ce produit plus lentement que la moyenne des gens. Si vous prenez plus de dix cafés par jour, vous devez absolument réduire votre consommation d'au moins la moitié et essayer de remplacer progressivement le café par des tisanes. Vous pouvez, au début, commencer par remplacer le café robusta par de l'arabica, qui contient en moyenne deux fois moins de caféine. Puis, échangez le café arabica par du café décaféiné qui ne contient que 1 à 4 mg de caféine, mais pour une période limitée dans le temps, car cela risque de vous maintenir «drogué» au café. En effet, vous êtes peut-être déjà dépendant de la caféine. Faites l'expérience : essayez de ne plus prendre de café, de thé, de chocolat, de canettes de cola ou des médicaments pouvant contenir du café pendant une semaine. Vous aurez peut-être au début moins d'énergie, des céphalées, une sensation d'anxiété, d'irritabilité et de l'insomnie. Mais, si vous remarquez par la suite que vous êtes moins nerveux et que vous dormez mieux, il vous faudra en tirer les conséquences et arrêter ou fortement réduire votre consommation quotidienne de caféine. De même si vous êtes enceinte ou allaitante, car votre enfant aura un mauvais sommeil.

2e règle : Réduire la consommation d'alcool

L'alcool aurait la fausse réputation de provoquer le sommeil. En fait, l'alcool ne fait qu'entraîner un relâchement musculaire chez certaines personnes, qui peut, à faibles doses, les faire dormir plus facilement, mais d'un sommeil plus léger et plus fragmenté, avec plus de réveils nocturnes, moins de sommeil profond et de sommeil paradoxal. L'alcool augmente aussi la survenue de ronflements et de troubles respiratoires, avec notamment des apnées nocturnes, en relâchant les muscles de la gorge. Si, en plus, vous avez pris des somnifères, vous risquez votre vie, sans le savoir. Tout dépend aussi de la quantité consommée : un seul verre de vin au dîner n'aura pas beaucoup de conséquences. Mais, si vous en buvez deux ou plus, l'alcool mettra une heure et demie pour être métabolisé et cela vous gênera dans votre sommeil. Dix pour cent des cas d'alcoolisme sont liés au fait que les patients prenaient régulièrement leur verre de vin ou de whisky le soir en espérant mieux dormir, puis ils sont devenus de plus en plus dépendants.

Le taux d'alcoolisme chez les insomniaques est deux fois plus élevé que chez les bons dormeurs. L'alcoolisme entraîne le même type de sommeil que celui du sujet âgé : un sommeil plus léger et plus fragmenté, avec plus de réveils nocturnes. En effet, chez les alcooliques chroniques, le sommeil est très fragmenté, avec des centaines de micro-éveils, peu ou pas d'ondes delta et moins de sommeil paradoxal. Ils restent au lit plus longtemps, le rythme éveil - sommeil est perturbé et la somnolence diurne excessive. Ces symptômes peuvent durer parfois plusieurs années bien que les gens aient cessé de boire, permettant de penser que l'alcool a causé des dommages permanents et irréversibles au système contrôlant le sommeil dans notre cerveau. De plus, l'alcool peut aggraver les apnées du sommeil, qui deviennent cinq fois plus fréquentes si l'on boit de la vodka moins d'une heure avant de se coucher.

Faites l'expérience d'arrêter de boire, d'un coup ou progressivement, pendant plusieurs semaines et notez sur votre agenda ce que vous ressentez les nuits suivantes. Vous verrez que votre qualité de sommeil sera amélioré en moins de deux semaines, même si, les premières nuits, vous vous réveillez plus souvent, êtes plus nerveux, avec plus de cauchemars. Vous vous lèverez moins la nuit pour uriner, l'alcool ayant également des effets diurétiques.

Vous pourrez boire un jus de fruit pour remplacer votre verre d'alcool. Si vous n'arrivez pas à vous arrêter de boire tout seul, n'hésitez pas à vous adresser à des associations ou à des services hospitaliers spécialisés.

3e règle : Arrêter la consommation du tabac

La nicotine, étant un stimulant comme la caféine, elle vous tient éveillé et vous empêche de vous endormir, les fumeurs ayant besoin de presque un quart de plus que les non-fumeurs pour s'endormir. De plus, le tabagisme représente la première cause de décès par insuffisance cardiaque, emphysème, hypertension artérielle, hémiplégie, diabète et certains cancers. Si vous avez l'habitude d'allumer une cigarette avant de dormir, il vous faut changer d'habitude. En effet, la nicotine augmente la tension artérielle, le rythme cardiaque et respiratoire et celui des ondes cérébrales. Elle stimule l'activité cérébrale ainsi que le taux des hormones de stress, entraînant plus de difficultés à s'endormir et des réveils nocturnes intempestifs. Des études ont montré que si de gros fumeurs s'arrêtent de fumer ils s'endorment plus rapidement et se lèvent moins pendant la nuit. Donc, si vous vous arrêtez de fumer, vous pourrez traiter plus facilement votre insomnie, bien que vous serez gêné durant les dix premiers jours par une irritabilité, des difficultés à vous concentrer et des maux de tête matinaux. Vous pourrez vous aider avec des patchs à la nicotine à dose dégressive et en prenant des vitamines B et C, du calcium et du magnésium, ainsi que des oligo-éléments. Si vous n'y arrivez pas tout seul, vous pourrez demander l'aide d'un médecin spécialisé. En cas d'échec, tentez au moins d'éliminer les cigarettes du soir, après dix-huit heures, pour minimiser les effets de la nicotine sur votre sommeil.

4e règle : Veiller au rôle de l'alimentation

Les gens qui sont au régime ont souvent plus de problèmes d'insomnie, surtout s'ils ne mangent pas de façon équilibrée. Dans un régime hypocalorique, on cherche à favoriser l'ingestion de légumes et de salade, si possible cuits à la vapeur.

Certains aliments facilitent le sommeil tandis que d'autres peuvent provoquer des troubles du sommeil.

Les aliments qui contiennent du tryptophane sont à privilégier car cet acide aminé induit une baisse du taux de catécholamines dans le sang, ce qui favorise le sommeil. On le retrouve notamment dans les œufs, les laitages, le poisson, la volaille, la dinde, et le chocolat. Les fibres et céréales, comme le pain et les biscuits, sont aussi recommandées, notamment pour diminuer les risques de maladies cardio-vasculaires, de diabète, et même certains cancers comme le cancer du colon. Elles sont riches en hydrates de carbone complexes, qui augmentent le taux de sérotonine sanguin, neurotransmetteur qui favorise le sommeil. À l'inverse, la viande, riche en protéines, peut inhiber le sommeil en bloquant la synthèse de la sérotonine. L'alimentation doit donc être variée et faible en graisses, avec moins de viande rouge et plus de viande blanche et de poisson. Elle devra être cuite au four ou à la vapeur plutôt qu'être frite.

Durant la journée, le petit-déjeuner devra être le repas principal, le déjeuner étant un repas simple, modeste, et le dîner un repas frugal, avec du poisson ou du poulet, si l'on souhaite favoriser le sommeil. Il faut également éviter avant de se coucher la nourriture riche en sucres rapides et les aliments susceptibles d'entraîner des troubles digestifs tels que les aliments riches en graisses et épicés. Comme le système digestif se ralentit la nuit, il devient plus difficile de bien digérer des repas tard le soir. Il faut donc éviter les repas copieux, les plats en sauce, avant de se coucher, car ils peuvent provoquer une indigestion, et éviter de trop boire de liquides, car cela provoque plus de réveils nocturnes pour aller uriner. Il faut également éviter les aliments à l'origine de flatulences comme les haricots, les pois chiches, les concombres et les choux de Bruxelles.

Les vitamines B

Certaines études scientifiques ont permis de montrer qu'un déficit en vitamines B et en acide folique pouvait provoquer plus de troubles du sommeil, tandis qu'à l'inverse, une supplémentation en ces vitamines pouvait améliorer le sommeil, et calmer l'irritabilité et la nervosité. Les vitamines B agissent en régulant l'utilisation du tryptophane par l'organisme, substance qui facilite la production de neurotransmetteurs, comme la sérotonine. Cette dernière ralentit l'activité nerveuse, et facilite ainsi le sommeil.

Les vitamines B sont d'ailleurs utilisées dans les cures de sevrage tabagique ou alcoolique. Ainsi, la vitamine B3 prolonge le temps de sommeil de rêve, en mouvements oculaires rapides, et diminue le temps de réveil nocturne chez l'insomniaque. De même, la vitamine B 12 et l'acide folique seraient également utiles, d'où l'intérêt d'une supplémentation quotidienne en complexe vitaminique B, comprenant une association de différentes vitamines B, de préférence au petit-déjeuner. Néanmoins, il ne faut pas non plus verser dans l'excès inverse et en consommer trop, car cela pourrait entraîner un effet opposé. Dans l'alimentation, on peut trouver ces vitamines dans les levures de bière et de boulangerie, le foie, le poisson, les œufs, le soja, les laitages, les légumes, les fruits secs, les céréales et le riz.

Le Calcium et le magnésium

Le magnésium et le calcium ont aussi des effets calmants sur le système nerveux, notamment en cas de spasmophilie, et ils facilitent un bon sommeil. Un déficit léger en calcium et/ou en magnésium peut entraîner une tension musculaire, des crampes et une insomnie. La dose quotidienne de calcium recommandée est de 1 000 mg pour les hommes et femmes jusqu'à l'âge de 50 ans, de 1 200 mg, pour les adolescents, les femmes enceintes et allaitant, et de 1 500 mg pour les femmes de plus de 50 ans. Il faut alors le prendre entre les repas et juste avant le coucher. La dose quotidienne de magnésium recommandée est de 250 à 300 mg par jour, par cure de trois à quatre semaines. Une série de 200 patients insomniaques auxquels on avait prescrit du magnésium retrouvèrent un sommeil avec un endormissement plus rapide et moins de réveils nocturnes. (17). Si l'on veut associer le magnésium au calcium, il faut deux doses de calcium pour une dose de magnésium. Le calcium est surtout présent dans les laitages, les brocolis et les flocons d'avoine, alors que le magnésium est apporté lors de l'ingestion de chocolat, de fruits et légumes secs et de céréales.

Enfin, il faut manger régulièrement, afin de resynchroniser son horloge biologique. Il est important de boire régulièrement de l'eau chaude ou des tisanes dans la journée pour éliminer les toxines, à l'aide d'un thermos, rempli en début de journée. De même, le verre de lait chaud avec du miel, préconisé par nos grands-mères et des médecins du Moyen-Âge comme Maimonide, peut être utile par le calcium contenu dans le lait, mais aussi le fait que la boisson soit chaude.

Les gens qui essaient de perdre du poids ont souvent un mauvais sommeil, car ils se réveillent fréquemment, surtout dans la seconde moitié de la nuit. Dans leur cas, il est préférable qu'ils mangent avant de se coucher un aliment ou une barre basse-calorie, pour éviter ces réveils nocturnes.

Les personnes qui souffrent de fringales nocturnes pensent qu'elles vont pouvoir mieux se rendormir si elles mangent quelque chose. En fait, il faut éviter de céder à cette habitude et soit ne manger que très légèrement, soit ne boire qu'un verre d'eau.

Certaines allergies alimentaires peuvent être causes d'insomnie ; c'est souvent le cas du lait, chez l'enfant, mais cela peut être aussi le maïs, le chocolat, les noix, les blancs d'œuf, et les fruits de mer.

Dès que l'on cessera de consommer le produit responsable de l'allergie, le sommeil redeviendra normal.

5è règle : Utiliser la mélatonine

Il s'agit d'une hormone dérivée de la sérotonine, secrétée par l'épiphyse, qui permet de synchroniser les rythmes de l'organisme aux rythmes de l'environnement, indiquant au cerveau et à l'organisme humain qu'il fait nuit au dehors et qu'il est temps de s'endormir. Chez les animaux nocturnes, à l'inverse, elle leur indique qu'il est temps de se réveiller. Durant les longues nuits d'hiver, sa sécrétion est plus importante, avec un pic vers trois heures du matin, alors que durant les courtes nuits d'été, elle est diminuée. La mélatonine, en provoquant le sommeil, joue donc le rôle inverse de la lumière. Elle serait donc utile à très faible dose (0,5 mg chez l'adulte) dans les cas de décalage de phase, liés aux décalages horaires, par son effet sédatif, facilitateur du sommeil, surtout chez les personnes âgées, qui en manquent. Prise le soir, elle permettrait d'avancer l'horloge biologique, ou de la synchroniser à la place de la lumière, notamment chez les aveugles.

Si vous souhaitez augmenter votre propre taux de mélatonine dans votre corps, vous pouvez consommer (avec modération) des aliments qui en contiennent : les radis, le maïs, le gingembre et l'orge.

Cependant, elle présenterait également des effets secondaires, avec notamment un effet vasoconstricteur sur les vaisseaux sanguins, et risquerait donc d'être dangereuse chez les patients souffrant de problèmes cardio-vasculaires. Elle n'est pas disponible en France, étant déconseillée par les autorités sanitaires en Europe. Comme ses effets sont opposés à ceux de la lumière vive, elle ne doit pas se trouver dans la circulation sanguine quand le patient y est exposé.

6è règle : Faire de l'exercice physique

Il faut savoir se fixer des objectifs réalisables : s'entretenir sans excès, en fonction de sa propre constitution, au moins 2 séances de trente minutes par semaine, en privilégiant le jogging, le vélo, la natation, la gymnastique d'intérieur : stretching, abdos-fessiers, en gardant à l'esprit que trop d'exercice peut être aussi dommageable que pas assez d'exercice. Le meilleur moment pour faire de l'exercice est le matin, entre 6 et 10 heures. À l'inverse, on peut aggraver l'insomnie en faisant des exercices le soir, trop près du coucher. On pourra ensuite augmenter le rythme, le temps d'activité et éventuellement faire des exercices plus intensifs : *step*, tennis.

Du fait de notre vie moderne, nous restons le plus souvent assis dans un bureau, dans notre voiture, ou devant la télévision et nous pratiquons de moins en moins d'exercice. Il en découle des problèmes médicaux chroniques comme l'obésité, l'insuffisance cardiaque, l'hypertension artérielle, le diabète et certaines formes de cancer, avec des risques de mort prématurée. Le fait de pratiquer des exercices réguliers, en salle de gymnastique, en piscine ou sur un vélo améliore votre système cardiovasculaire, votre densité osseuse et vos défenses immunitaires, en diminuant votre tension artérielle et votre taux de cholestérol sanguin. L'exercice améliore aussi votre psychisme, diminuant votre anxiété et votre stress quotidiens et améliorant votre moral. Des études scientifiques nous ont montré que les insomniaques menaient des vies plus sédentaires que les bons dormeurs. Le manque d'exercice peut entraîner des insomnies en inhibant l'augmentation et la baisse quotidiennes de la température corporelle. À l'inverse, le fait de pratiquer des exercices physiques améliore le sommeil en augmentant la température corporelle, avec une chute compensatoire, environ deux à quatre heures plus tard. C'est cette chute de la température corporelle qui permet de mieux s'endormir et de rester endormi. De plus, en réponse au stress produit par l'exercice physique, le cerveau augmente le sommeil profond.

Vous n'avez pas besoin de vous épuiser pendant que vous faites de l'exercice physique. Il vous suffit d'une petite demi-heure d'un exercice modéré, que vous aimez faire, comme du vélo, du ping-pong, du golf, du canoë-kayak, de la pêche, du jardinage, à pratiquer environ deux heures avant de se coucher. Vous pouvez écouter de la musique ou regarder la télévision pendant le vélo en salle, par exemple. Évitez de faire toujours les mêmes exercices pour ne pas vous ennuyer. Vous pouvez par exemple faire des promenades à vélo en famille, pour y prendre plaisir.

7e règle : Prendre des bains chauds

Si vous ne pouvez ou n'avez pas le temps de faire des exercices, prenez un bon bain chaud environ deux heures avant le coucher. Il entraînera aussi une augmentation puis une chute de la température corporelle facilitant l'endormissement. Le bain doit être chaud pendant au moins vingt-cinq minutes et ne doit pas être trop proche de l'heure du coucher, sinon la température du corps est encore trop élevée et elle freine l'endormissement. On peut y ajouter des sels de bain relaxants mélangés à de l'huile essentielle de lavande et/ou de camomille.

De la même façon, vous pourrez bénéficier d'un bain de pied chaud, à base de plantes ou d'huiles essentielles telles que la menthe poivrée, la camomille, le romarin, la lavande ou la verveine, durant 15 à 20 minutes. Un sauna ou un bain de vapeur (hammam) permettront aussi de se relaxer utilement.

8ᵉ règle : Faire travailler son cerveau

Des études scientifiques ont montré que le travail mental et intellectuel, s'il n'était pas trop proche de l'heure du coucher, facilitait l'endormissement. Ainsi, des occupations de détente permettent de ménager une transition en douceur entre les activités de jour et celles de nuit, telles que : surfer sur Internet, lire des livres, écouter de la musique et avoir des activités sociales.

Les facteurs environnementaux

L'exposition à la lumière

Le cycle de veille/sommeil est fortement influencé par la lumière du jour et l'obscurité, notamment du fait de la sécrétion de la mélatonine, une hormone naturelle fabriquée par votre cerveau. La lumière du jour, lorsqu'elle entre dans votre œil, diminue le taux de mélatonine, qui lui-même augmente la température corporelle et provoque l'éveil. L 'obscurité, à l'inverse, augmente le taux de mélatonine sécrété, ce qui fait chuter la température du corps et favorise le sommeil. Des études ont montré que, quel que soit l'endroit où l'on vit, on n'est exposé qu'environ une heure en moyenne à la lumière du jour. Le fait de rester à l'intérieur de nos maisons ou de nos bureaux dans la journée équivaut presque à passer le jour dans l'obscurité. La lumière d'une pièce n'est que de 500 lux, tandis qu'au lever de soleil, la lumière est de 10 000 lux et de 100 000 lux à midi, un jour très ensoleillé.

Une moindre exposition quotidienne à la lumière du jour entraîne une diminution de la sécrétion quotidienne de mélatonine et une altération du cycle de la température corporelle, d'où des problèmes de sommeil. Ainsi, les études scientifiques montrent que notre moral et notre niveau de vigilance sont altérés, notamment en hiver, lorsque les jours sont les plus courts, avec une moindre exposition à la lumière du jour, ce qui contribue à l'insomnie.

L'exposition à la lumière du jour est donc importante pour diminuer le risque d'insomnie, d'endormissement et de maintien d'éveil. Si la température du corps chute trop tard le soir, il y a un risque d' un insomnie. Si on augmente l'exposition à la lumière du jour dès le petit matin, en ouvrant les volets et les rideaux dès le réveil, en prenant le petit-déjeuner près d'une fenêtre exposée à la lumière du soleil, et effectuant une promenade matinale, on avance les pics d'augmentation et de chute de la température corporelle, d'où un endormissement plus précoce et plus facile.

À l'inverse, les personnes qui souffrent d'insomnie, de maintien d'éveil ou de réveil précoce ont souvent une température corporelle qui s'élève trop tôt le matin. Dans ce cas, le fait d'être exposé à une lumière puissante le soir peut diminuer les réveils de fin de nuit en décalant le pic de température corporelle. On peut alors effectuer une promenade en fin d'après-midi ou rester près d'une fenêtre exposée à la lumière du soleil en fin d'après-midi.

On peut aussi utiliser des lumières artificielles très fortes, avec des ampoules émettant de 5 000 à 10 000 lux, équivalant à un lever ou un coucher de soleil. Il faut rester exposé à cette lumière durant une demi-heure, à une certaine distance, en lisant ou en regardant la télévision, pour augmenter l'exposition précoce ou tardive à la lumière. Le traitement est encore plus efficace si vous êtes assis à table et qu'il y a une nappe blanche qui reflète la lumière. Le fait d'être exposé à ce type de lumière dans la soirée peut décaler le pic de température corporelle et minimiser l'insomnie de fin de nuit.

On peut aussi utiliser ce type de lampes dans les insomnies d'avance ou de retard de phase, liées au travail posté (de nuit) et aux décalages horaires, pour faire varier le cycle de la température corporelle. Le moment important est le pic de température minimale de votre corps, qui survient environ deux à trois heures avant votre réveil habituel, par exemple à cinq heures du matin chez un patient donné. Si on éclaire ce patient avec une forte lumière artificielle avant cinq heures, cela va décaler son horloge biologique et il aura tendance à se lever et se coucher plus tard. Si, au contraire, on l'éclaire après cinq heures, cela va avancer son horloge biologique, et il aura tendance à se lever et se coucher plus tôt.

Si l'on veut régulariser le sommeil de quelqu'un qui, tous les jours, tend à se lever vers midi, on peut commencer à l'exposer à de la forte lumière à midi pendant quelques jours, puis le faire ensuite à onze heures, puis à dix heures et ainsi de suite. Ainsi, on pourra lui faire rattraper son décalage de phase.

La chambre à coucher

La chambre à coucher doit être sécurisante, tranquille, confortable, dans un endroit calme et agréable afin qu'elle vous procure un environnement propice au sommeil.

La couleur de la chambre à coucher

La chambre doit être décorée de couleurs agréables, douces et relaxantes, comme le bleu clair pastel, le violet et le vert pastel. Il faut éviter le rouge, qui excite et les couleurs trop sombres comme le noir ou le marron, qui peuvent créer une atmosphère déprimante.

La température de la chambre à coucher

Il faut donc éviter que votre chambre soit trop froide ou trop chaude, avec une température optimale d'environ 19 °C, que vous pourrez varier entre 14 et 22° C, selon vos habitudes.

Si vous dormez dans une chambre trop chauffée, ou si vous êtes trop couvert durant la nuit par un pyjama ou des couvertures, votre propre température corporelle aura du mal à s'abaisser, or cela est important pour déclencher votre sommeil. Vous aurez alors un temps de sommeil profond réduit, des réveils nocturnes plus fréquents, et une diminution des sommeils paradoxal et profond, ce qui explique le mauvais sommeil qu'éprouvent certains durant l'été. Quand vous êtes en sommeil paradoxal, lorsque vous rêvez, vous n'avez plus la faculté de transpirer pour réguler votre température corporelle.

Par ailleurs, la température du corps tombe plus rapidement dans des chambres plus fraîches, avec un endormissement plus rapide et un sommeil plus profond. Essayez donc de garder votre chambre fraîche, soit en ouvrant la fenêtre, soit en baissant le chauffage, soit en utilisant un appareil à air climatisé, si nécessaire. Si votre époux veut avoir plus chaud, prévoyez une couverture supplémentaire pour lui.

N'exagérez pas non plus en baissant trop la température, car si vous avez les pieds trop froids, cela peut vous maintenir éveillé. Ainsi, Benjamin Franklin arrivait difficilement à s'endormir lorsqu'il faisait trop chaud. Il lui fallait deux lits pour pouvoir passer de l'un à l'autre lorsque le premier était devenu trop chaud. De même, Winston Churchill avait besoin de deux lits, car lui ne supportait pas un lit défait au matin.

L'humidité

Il vous faut vérifier que l'air n'est pas trop sec, avec une sensation de lèvres, bouche et gorge sèches, et de nez bouché. À l'inverse, si la chambre est trop humide, vous aurez tendance à transpirer. L'idéal est d'obtenir un degré hygrométrique de 50 à 60, par un bol d'eau posé sur le radiateur, ou, bien mieux, par un humidificateur placé dans la chambre à coucher.

La luminosité et le bruit

Il faut que votre chambre à coucher soit sombre et calme. L'audition est fortement réduite avec la survenue du sommeil, du fait de la diminution de la transmission d'informations au cerveau. Toutes sortes de bruits pourront gêner votre sommeil, tels que les bruits de la circulation automobile dans la rue, une musique trop forte dans l'immeuble, les ronflements de votre conjoint, les aboiements du chien de votre voisin, le métro, le train ou un avion qui décolle à proximité. Ces bruits parasites entraînent un changement de votre rythme cardiaque et une réaction des vaisseaux périphériques, sans pour autant toujours vous réveiller ou que vous soyez conscient de ces bruits. Ne laissez également aucun appareil électrique sous tension dans votre chambre à coucher, par exemple un ordinateur portable.

Les bruits d'avion provoquent pour beaucoup un sommeil plus léger à l'EEG.Vous pourrez alors bénéficier de filtres à bruits moulés selon vos oreilles, plus efficaces que les classiques boules de cires. Faites vérifier l'insonorisation de votre appartement et faites installer un double-vitrage, un faux-plafond, ou des cloisons insonorisantes, si c'est nécessaire. Si les bruits de la circulation s'accompagnent de vibrations, ces dernières seront parfois amplifiées par votre matelas et seront beaucoup plus gênantes que les bruits seuls, gênant surtout le sommeil paradoxal.

Tentez de voir si vous dormez mieux la fenêtre ouverte ou la fenêtre fermée. Utilisez un ventilateur ou un climatiseur, dont le bruit monotone et régulier aura peut-être tendance à vous bercer. Dans tous les cas, vous n'avez pas la même sensibilité au bruit que d'autres : ainsi certains seront gênés par un petit bruit de l'ordre de 15 décibels, alors que d'autres ne seront pas réveillés par un bruit d'enceinte de discothèque de plus de 100 décibels.

Cette sensibilité au bruit augmente avec l'âge et les femmes sont plus sensibles au bruit que les hommes. Parfois, vous pourrez vous aider d'une musique douce et apaisante avant de dormir, avec un arrêt automatique de votre lecteur de CD. De plus, on s'est rendu compte que certains bruits réguliers, avec une fréquence de 5 à 10 bruits par seconde, donc voisine des rythmes thêta ou alpha, pouvaient favoriser le sommeil.

Si vous souhaitez dormir dans l'obscurité la plus complète, fermez bien vos rideaux épais de préférence et les volets et utilisez un masque pour dormir. Pour ceux qui ont des problèmes de réveil matinal, ils pourront bénéficier de réveils lumineux qui imitent le lever du soleil, émettant une lumière de plus en plus forte sur une période d'environ une demi-heure.

Votre literie

Chacun connaît le proverbe, «comme on fait son lit, on se couche».

Idéalement, les matelas doivent être fermes et larges, et épouser la forme du corps, avec un maximum de points de contact entre le corps et le matelas. Les matelas trop durs n'ont que des points de contact limités, normalement avec les fesses et les épaules, ce qui occasionne des engourdissements et des douleurs. À l'inverse, les matelas trop mous ont plus de points de contact, mais ils peuvent aussi entraîner des douleurs et des tensions musculaires chez certaines personnes. L'idéal est que le matelas soutienne le corps en répartissant la pression de manière égale sur toutes les parties en contact.

Si votre matelas est affaissé ou irrégulier, sur un sommier branlant, il est temps de changer de literie. Il ne faut pas hésiter à acheter un double lit de grande taille, au moins de 1,40 m de largeur, ou deux lits jumeaux côte à côte, d'au moins 1 à 1,2 m. Vos draps ne doivent pas seulement être beaux, ils doivent surtout être confortables, en coton ou en lin. Choisissez votre matelas plutôt à ressort qu'en mousse, d'une épaisseur d'au moins 24 cm, votre sommier plutôt dur que trop mou, à lattes fixes ou articulées. N'oubliez pas de retourner votre matelas périodiquement, certains matelas présentant une face hiver et une face été. Si vous avez des problèmes de mal de dos, il vous faudra préférer un matelas très ferme. Si vous avez de l'arthrose, un matelas en laine avec des ressorts vous sera bénéfique, atténuant les mouvements des dormeurs et améliorant le sommeil.

Est-ce que votre oreiller est confortable ? si vous êtes allergique, vérifiez qu'il ne soit pas en plumes, mais plutôt en mousse, qu'il soit anatomique ou ergonomique, permettant aux vertèbres cervicales de bien se placer, comme les « appuis-nuque» utilisés en Orient. Cet oreiller anatomique doit supporter aussi bien le cou que la tête, en remplissant l'espace entre le cou et le matelas. Si vous souffrez d'un reflux gastro-œsophagien, avec des brûlures d'estomac ou des problèmes respiratoires, surélevez votre buste à l'aide de deux oreillers ou mettez des cales sous les pieds de votre lit.

Votre posture

Il est préférable de dormir sur le côté ou sur le dos, car, lorsque vous êtes sur le ventre, votre colonne vertébrale est courbée et risque de vous occasionner des tensions musculaires et des douleurs. L'alignement correct de la colonne vertébrale était primordial pour Charles Dickens, car il ne partait pas en voyage sans une boussole, afin d'aligner son lit du nord au sud, la tête au nord, pensant que le flux d'énergie magnétique terrestre lui occasionnerait un bon sommeil. Selon des études réalisées à Berkeley, aux États-Unis, cette orientation favoriserait un sommeil plus profond et une baisse de la pression artérielle. Enfin, votre vêtement de nuit doit être aussi léger et ample que possible, certaines études ayant déterminé que la nudité était plus favorable au sommeil.

Troisième partie

9 conseils pratiques : *ce qu'il faut savoir*

Trois erreurs habituelles sont à éviter : rester plus longtemps au lit pour faire «la grasse matinée», essayer de se forcer à s'endormir, imaginer qu'une nuit d'insomnie aura des répercussions dramatiques pour votre journée du lendemain.

Il faut, au contraire, prendre d'emblée de bonnes habitudes :

Conseil N° 1

Diminuez votre temps de sommeil

Essayez de dormir une heure de moins chaque nuit en vous endormant à une heure régulière, afin d'établir une sorte de routine d'endormissement. Vous aurez une amélioration de votre qualité de sommeil. Tentez de savoir si vous faites partie des gros ou des petits dormeurs, en vous rappelant comment vous dormiez avant de souffrir d'insomnie. Si vous ne vous en rappelez pas c'est probablement que vous étiez un dormeur moyen, c'est-à-dire que vous dormiez entre sept et huit heures de sommeil par nuit.

Si vous faites l'essai de dormir plus longtemps, vous aurez probablement deux heures d'insomnie à la fin de chaque nuit. Vous aurez de plus en plus de difficultés à vous endormir, avec de multiples réveils durant la nuit. Ce sommeil sera beaucoup moins réparateur et vous vous lèverez chaque jour de plus en plus fatigué. Vous allez alors penser que vous n'avez pas assez dormi, et entrer dans un cercle vicieux en tentant de rester plus longtemps au lit.

La solution est de vous mettre au lit une heure plus tard, seulement quand vous êtes «fatigué à en dormir» et de vous lever le lendemain à la même heure que d'habitude. Cela vous semblera difficile au début, parce que vous aurez l'impression de manquer de sommeil, mais après quelques semaines, votre corps s'habituera au nouvel horaire de coucher et vous dormirez plus profondément durant votre temps de sommeil. Vous vous lèverez alors avec plus d'énergie le matin, du fait d'un sommeil plus réparateur. Vous pouvez d'ailleurs calculer votre efficacité de sommeil en divisant votre temps dormi par votre temps passé au lit. Si votre efficacité de sommeil est supérieure à 90 %, c'est que vous avez un bon sommeil.

Conseil N° 2

N'essayez jamais de vous forcer à dormir

L'insomniaque est un programmatique " qui n'a pas confiance et veut mettre un ordre là où il y a justement un ordre naturel ".
Insomnuit, Dr Yves Pélicier

On ne peut pas s'endormir à la demande, même si on en a envie. Il ne faut pas rester les yeux rivés à l'horloge. Pour y parvenir, il faut une perte complète de conscience, sans chercher à s'analyser ni à regarder en permanence la montre. Il faut se reposer les yeux fermés, sans chercher à réaliser si l'on est réveillé ou endormi. Vous risqueriez d'obtenir l'effet inverse et rester éveillé. Essayez de bien analyser les circonstances de votre coucher : Il ne faut ni lire ni regarder la télévision avant de dormir. Éteignez la lumière dès que vous vous couchez.

Si vous tentez désespérément de vous endormir durant toute la nuit et que vous n'y arrivez qu'au petit matin alors qu'il est temps de vous lever, c'est que vous essayez avec trop d'insistance de vous endormir. Pour y remédier vous pouvez tenter de compter à l'envers, de 100 à 0, les moutons, en imaginant un grand chiffre inscrit sur chaque mouton, ou tenter de vous concentrer sur un livre peu intéressant, à la lumière d'une lampe peu lumineuse. Plus vous vous dites : «je ne veux surtout pas m'endormir, je vais garder les yeux ouverts, allongé dans l'obscurité, en tentant de résister au sommeil», plus le sommeil viendra facilement.

On peut aussi s'aider de formules telles que : «les pensées vont et viennent», «ce qui compte ce n'est pas le sommeil, c'est le repos», «le sommeil viendra quand il voudra, que ce soit maintenant ou plus tard».

Si vous n'avez pas réussi à vous endormir au bout de 20 minutes, ne vous forcez pas. Sortez de votre lit, levez-vous et allez vous asseoir dans le salon au calme pour vous relaxer jusqu'à être à nouveau «fatigué à en dormir». Pensez au fait que vous avez déjà accompli la partie la plus importante de votre nuit, le début de nuit, avec les deux tiers de votre besoin de sommeil, ce qui est déjà suffisant pour que vous «teniez le coup», le lendemain au travail. Lorsque vous ressentirez des bâillements, une sensation de froid, d'engourdissement, une nuque lourde, des paupières qui se ferment, c'est que vous pouvez aller vous recoucher pour dormir.

Dans tous les cas, ignorez les idées et pensées inopportunes, n'essayez pas de vous concentrer sur quoi que ce soit : «lâchez prise», si vous ne voulez pas rester éveillé. Si vous ne pouvez vous empêcher de penser à un problème qui vous tourmente, tentez de vous en débarrasser en l'écrivant sur un bloc-notes sur votre table de chevet, en vous disant qu'il sera toujours temps de vous en occuper le lendemain. De même, si vous pensez à quelque chose de très important, et que vous ne voulez pas oublier le jour suivant.

Quelle que soit la nuit que vous aurez passée, levez-vous toujours à la même heure, en mettant la sonnerie de votre réveil chaque jour à la même heure, sinon vous n'aurez pas de dette de sommeil suffisante et vous risquez de rester éveillé toute la nuit à lire.

Conseil N° 3

Ne craignez pas de faire des insomnies

Beaucoup de gens sont traumatisés par leurs troubles du sommeil. Vous regardez désespérément votre horloge durant la nuit, en pensant à la journée difficile que vous allez passer demain, qui risque d'être gâchée si vous n'arrivez pas à vous endormir. Vous souffrez probablement d'une insomnie psychophysiologique, ou insomnie conditionnée, tant vous êtes inquiet et anxieux, restant éveillé, du fait de la peur de ne pas pouvoir vous endormir. Mais ne vous inquiétez pas ! Vous arriverez à être prêt pour être performant durant la journée, même si vous n'avez pas bien dormi durant la nuit, du fait des décharges d'adrénaline de votre corps. En fait, nous avons l'impression d'être inefficace si l'on n'a pas dormi suffisamment, mais les études scientifiques nous montrent que l'on reste maître de la plupart de ses capacités physiques et mentales. Ce n'est que si l'on exerce un métier à haut risque, comme chauffeur poids lourd, que la moindre baisse d'attention peut être fatale.

N'ayez donc pas peur de l'insomnie : ce n'est pas parce que vous aurez mal ou peu dormi une nuit que vous ne pourrez pas travailler le lendemain. Au contraire, dites-vous que vous allez résister à l'envie de dormir : on appelle cela l'intention paradoxale. En tentant de vous forcer à rester éveillé, vous n'aurez plus la phobie de l'insomnie, l'angoisse de la performance, l'angoisse de ne pas avoir dormi et de vous efforcer de vous endormir, et vous vous endormirez plus facilement.

Conseil N° 4

Encouragez les rituels du coucher

La plupart des gens ont certaines habitudes avant de s'endormir : se brosser les dents, boire un verre d'eau ou de lait, vérifier la fermeture des fenêtres et des portes, ranger ses vêtements, préparer ceux du lendemain, se mettre en pyjama, se brosser les dents, se démaquiller, aller aux toilettes, sortir le chat de la chambre, tirer les rideaux, vérifier l'horaire de la sonnerie du réveil, ou dire ses prières du soir. La prière rituelle avant de se coucher est retrouvée dans de nombreuses religions, car elle tranquillise et rassure la personne, la conduisant vers un calme et un silence intérieur et favorisant l'obtention d'un rythme alpha, propre à l'état d'éveil passif, état intermédiaire entre l'état d'éveil actif et l'état de sommeil.

Tous ces rituels relaxent les insomniaques et leur permettent de mieux s'endormir une fois au lit. Une seule habitude avant de s'endormir devra être abolie : celle de prendre votre somnifère juste avant de vous mettre au lit ; remplacez-la par un verre de lait chaud, ou un exercice de méditation. De même, votre enfant aura besoin de vous embrasser avant de s'endormir, ou de vous entendre lui chanter une chanson ou lui raconter une histoire, ou embrasser son animal en peluche favori. Il profite parfois de ce moment privilégié de tête-à-tête avec l'un de ses parents pour lui faire des confidences, lui parler de ses soucis ou lui demander de lui raconter une histoire. Si le noir le rend anxieux , laissez une veilleuse allumée à proximité.

Les rituels du coucher sont importants et sont à cultiver chez l'insomniaque, car ils agissent comme des réflexes conditionnés pour indiquer qu'il est temps de dormir.

Conseil N° 5

Essayer de vous coucher et de vous lever à des horaires réguliers

Certaines personnes, lorsqu'elles tiennent leur agenda du sommeil à jour, peuvent se rendre compte qu'elles ont des heures de lever et de coucher assez irrégulières quelque soit le jour de la semaine. Or, notre corps a besoin d'un rythme régulier. À l'inverse, il ne faut pas non plus se figer dans une vie routinière et monotone, qui deviendrait vite lassante. Il faut donc trouver un compromis entre ces deux extrêmes.

Ainsi, si vous venez de réussir un examen ou d'obtenir une promotion attendue, vous serez dans un tel état d'excitation que vous n'arriverez probablement pas à vous endormir comme d'habitude. Dans ces cas-là, occasionnels, n'hésitez pas à vous en réjouir et à faire la fête avec des amis.

De même, à la retraite, on change soudain de rythme journalier ce qui peut conduire certaines personnes à des tendances dépressives. Elles se lèvent le matin, sans but ni travail intellectuel à réaliser, sans avoir d'autres choses à faire que de regarder la télévision. Comme leur vie devient de plus en plus routinière et ennuyeuse, elles se couchent et se lèvent de plus en plus tard, ce qui entraîne à terme l'apparition d'une insomnie. Dans ces cas-là, il faut réagir et remplir ses journées avec une activité intellectuelle, comme du bridge ou surfer sur Internet, et physique, comme des promenades en forêt.

Conseil N° 6

Faire ou ne pas faire la sieste ?

Winston Churchill et John F. Kennedy avaient l'habitude de faire la sieste tous les jours. Si vous êtes fatigué, faites une courte sieste quotidienne, de moins de trente minutes, car sinon, en cas de sieste trop longue, vous entrerez en phase delta de sommeil profond et vous aurez du mal à vous réveiller : vous serez «de mauvais poil», irritable et moins bien que si vous n'aviez pas fait de sieste. Vous risquez même de provoquer une insomnie la nuit suivante.

Si vous respectez cette règle de courtes siestes, vous serez alors plus alerte, dispos, frais et efficace dans votre travail. Une sieste de quinze à vingt minutes vous permet d'améliorer votre vigilance pendant une à deux heures. Ainsi, il est recommandé aux pilotes d'avion, soumis à des vols longues distances, avec des décalages horaires souvent importants, de faire des siestes à tour de rôle avec leur copilote ou leur adjoint. De même, les études montrent que les personnes soumises au travail posté de nuit, sont plus éveillées et efficaces si elles font de courtes siestes avant ou au cours de leur activité professionnelle. La sieste courte joue donc un rôle de médicament : préventif, avant un travail posté de nuit, ou curatif, lorsqu'on a un «coup de barre» en début d'après-midi, après le travail du matin. Il ne faut donc pas oublier de prévoir un minuteur, un réveil téléphonique ou de demander à quelqu'un de vous réveiller au bout de quinze à vingt minutes !

Conseil N° 7

Apprivoisez l'insomnie en tant que réflexe conditionné

Parfois, à la suite du décès d'un proche ou d'une rupture sentimentale, vous pouvez passer quelques semaines sans bien dormir dans votre chambre. Puis, au fur et à mesure de ces nuits sans sommeil, vous finissez par associer votre chambre à votre insomnie, un peu comme un chien de Pavlov qui salive à l'audition d'une cloche qui lui annonce de la nourriture.

Vous finissez alors souvent par passer vos nuits dans le salon. La solution consiste à tenter de vous conditionner en sens inverse, et d'associer l'idée de dormir dans votre chambre à coucher. Pour ce faire, n'allez vous coucher que lorsque vous avez sommeil. N'utilisez votre chambre à coucher que pour y dormir : déplacez votre télévision et votre ordinateur vers une autre pièce et ne lisez plus dans votre lit. Réglez votre réveil toujours à la même heure chaque matin, quel que soit le temps que vous avez dormi. La sieste est déconseillée dans ces cas de réflexe conditionné, car vous accumulerez ainsi une dette de sommeil, qui vous permettra ensuite de mieux vous endormir les nuits suivantes. Habituellement, il faut compter au moins deux semaines pour récupérer un rythme de sommeil régulier et évacuer ses appréhensions au sujet de sa propre chambre.

Conseil N° 8

Retrouvez un rythme naturel en cas de sommeil décalé

Il faut ramener les rythmes de notre corps en harmonie avec les cycles naturels de la vie, le lever du soleil..., et resynchroniser notre propre horloge biologique avec les rythmes de la nature. L'heure la plus importante de la journée est vingt-deux heures, heure à laquelle il est préférable d'aller au lit. Si l'on s'endort après, on a tendance à rester éveillé et alerte tard dans la nuit, mais on dormira d'un sommeil moins récupérateur, plus léger. Honoré de Balzac dormait toute la journée, et s'éveillait vers minuit pour commencer à écrire. Un coucher de bonne heure est l'une des choses les plus importantes pour vous remettre en harmonie avec la nature. Il faut éviter la lecture avant de dormir, les émissions de télévision tardives.

Si notre horloge biologique est décalée, on peut souffrir du syndrome de sommeil décalé. Cinq recommandations :

1. Prenez vos repas à heures régulières. Dînez léger, sans sauces grasses, et pas trop tard, une à deux heures avant l'heure du coucher, car la digestion augmente l'activité métabolique et

interfère avec le sommeil. Un potage de légumes, des œufs, une viande maigre ou du poisson et une salade, par exemple.

2. Faites une petite promenade après dîner pour améliorer la digestion et la relaxation.

3. Évitez les activités stressantes le soir, avant d'aller au lit. Évitez de regarder la télévision après 21 heures, pour ne pas être excité et stimulé par les images que vous aurez regardées. Essayez plutôt d'écouter de la musique, de jouer avec vos enfants.

4. Commencez à vous préparer à dormir trente minutes auparavant, en vous brossant les dents.

5. Essayez de vous lever plus tôt, mais tous les jours à la même heure, si possible entre 6 et 7 heures du matin. Cela vous mènera progressivement vers un coucher plus précoce, avant vingt-deux heures. Vous serez plus alerte, plus actif, efficace durant la journée.

Conseil N° 9

Respectez vos cinq sens

Tout ce que l'on touche, goûte, sent ou voit est métabolisé dans notre corps physique, mental et émotionnel. Éviter l'hyperstimulation des cinq sens.

Si l'on les stimule trop, on provoque un état de conscience surexcité qui ne peut permettre un bon sommeil. Ainsi, les films ou les musiques les plus populaires sont souvent ceux qui ont des scènes ou des sons les plus violents. La présence d'un rythme alpha témoigne d'un état d'esprit calme. Un insomniaque présente moins de rythme alpha que la moyenne.

L'écoute

La musique permet de resynchroniser nos rythmes biologiques. Une étude scientifique a monté qu'une musique appropriée peut favoriser le sommeil. On fit écouter à vingt-cinq personnes âgées de la musique classique et de la musique relaxante avant le coucher, en leur demandant de noter si leur sommeil était perturbé ou amélioré. Vingt-quatre patients observèrent une amélioration de leur sommeil. De même, les plantes grandissent mieux quand elles sont exposées à de la musique classique. Par contre, évitez les sons dissonants, dérangeants si vous voulez mieux dormir.

Le toucher

La peau est très innervée et elle est la source d'éléments chimiques de guérison, comme les neuromédiateurs. Un massage quotidien le matin avant le bain, ou le soir avant le coucher, suivi d'un bain chaud, peut permettre de retrouver quotidiennement un sommeil réparateur. Ainsi, une étude récente (Dr Richards) aurait montré un endormissement plus rapide sur un groupe de 69 patients très âgés, à la suite d'un massage du dos de six minutes. Le massage n'a pas qu'une action de détente et de revitalisation du corps, mais il a aussi une action sur le mental, permettant une sécrétion de neuromédiateurs comme l'ocytocine et les endorphines.

Vous pouvez pratiquer sur vous-même un auto-massage. Vous devez alors utiliser la paume de votre main, avec des mouvements circulaires, en commençant par votre tête, votre front et le cuir chevelu, puis votre face et votre cou, puis les bras, la poitrine et l'estomac, votre dos, vos jambes et vos pieds. Si vous n'avez pas le temps d'un massage de tout le corps, vous pourrez ne vous masser que les pieds. Les pieds comportent certains points vitaux qui permettent de vous relaxer. Le fait de stimuler ces points permet de favoriser un bon sommeil, comme le montre une étude scientifique, après auto-massage du point 7 du méridien Cœur, par des volontaires enregistrés en laboratoire du sommeil. On observe notamment moins de micro-éveils et un temps de sommeil total plus long, lié à une augmentation du temps de sommeil profond. D'autres points sont aussi importants à stimuler : l'un au centre du front, et l'autre sur le ventre, sous le nombril.

Il est important de se masser ou de se faire masser à l'aide d'huiles essentielles telles que la lavande ou la camomille, qui favorisent la détente et l'endormissement, en pénétrant en profondeur dans la peau.

On peut aussi bénéficier du shiatsu, technique japonaise de massage, dont le nom provient de *shi*, le doigt, et de *atsu*, la pression. Il s'agit de presser de façon plus ou moins forte certains points d'acupuncture, afin de permettre à l'énergie de mieux circuler dans le corps.

La vue

Il faut éviter de regarder la télévision tard le soir, surtout les films violents.

Il faut aussi éviter de rester obnubilé par l'horloge de votre chambre à coucher, qui doit rester une zone hors du temps si vous voulez mieux vous relaxer.

Il faut se réveiller à la même heure tous les matins, mais pour éviter que votre réveil vous empêche de dormir, vous pourrez le mettre sous votre lit ou dans votre armoire. Vous n'avez alors plus qu'à attendre qu'il sonne le lendemain matin.

Le goût

Certains aliments doivent être évités, car ils ont un effet excitant : le café, la nicotine, l'alcool. Le lait chaud semble être bénéfique quand il est pris avec du miel, avant le coucher. On peut y ajouter de la cardamome, du gingembre, de la muscade ou du safran.

L'odorat

Nous possédons les bulbes olfactifs, qui communiquent avec l'hypothalamus, véritable chef d'orchestre de l'organisme, partie du cerveau qui fabrique les neuromédiateurs qui influencent la mémoire et les émotions. L'aromathérapie peut ainsi favoriser le sommeil : mélange de basilic, d'orange, de rose, de géranium, de lavande et d'autres épices. Il suffit d'une à deux gouttes appliquées sur le front. Cela a été démontré par un article sur le rôle de l'aromathérapie par les huiles essentielles sur la qualité du sommeil, en comparant deux groupes de patients endormis dans un laboratoire de sommeil, les uns soumis simplement à l'air, les autres à une odeur de menthe poivrée pendant une demi-heure pendant leur sommeil en stade II.

L'exposition à cette huile essentielle entraîna des réveils nocturnes, des modifications du rythme cardiaque et respiratoire et des changements sur l'électromyogramme et l'électro-encéphalogramme.

Pour résumer les bonnes règles à suivre

- *Détendez-vous avant de vous mettre au lit.*
- *N'essayez pas de changer la longueur de vos rythmes biologiques ; c'est plutôt vous qui devez adapter vos horaires en fonction de ceux-ci.*
- *N'essayez pas de vous forcer à vous endormir.*
- *Ne tenez pas trop compte des nuits où vous avez mal dormi, car le fait de vous focaliser sur elles risque de vous provoquer une insomnie les nuits suivantes.*
- *Cachez votre réveil sous le lit, pour ne pas être tenté de regarder l'heure à tout bout de champ.*
- *Ne restez pas au lit plus longtemps que vous n'en avez besoin. Essayez de vous coucher et de vous lever à heures fixes et régulières de façon durable.*
- *Ne travaillez pas dans votre chambre à coucher : ainsi, Louis XIV, le Roi Soleil, était un très mauvais dormeur, car il travaillait dans son lit, l'utilisant comme trône !*

Conclusion

«Si c'était, comme on veut bien le dire, une trêve,
un simple repos que le sommeil, pourquoi sens-tu,
lors d'un brusque réveil, qu'on vient de te voler une fortune ?
Pourquoi hait-on de se lever matin ? C'est qu'on y perd un
charme inconcevable, intime au point de n'être recevable que
déguisé sous cet or incertain des rêves, don des nuits, peut-être
obscure preuve d'un orbe intemporel dont rien ne nomme la
magie, extrême bien qu'en ses miroirs la veille défigure.
Quand le sommeil t'ouvrira son mur noir, que verras-tu ?
Qui seras-tu ce soir ?»
Jorge Luis Borges

L'homme du XXIème siècle dort en moyenne une heure et demie de moins que ses arrières-arrières-grands-parents du XIXème siècle, du fait des rythmes que la vie moderne nous impose. Les problèmes de sommeil qui découlent de cette dette de sommeil chronique généralisée, de ce changement de rythme de notre horloge biologique sont donc plus fréquents. Cela implique des coûts socio-économiques indirects, liés à de plus grands risques d'accidents de voiture et du travail, un plus grand absentéisme au travail et une moindre efficacité du fait d'une moindre vigilance diurne. De plus, en France, il y a une surconsommation médicamenteuse de somnifères, puisque 25 à 30 % des adultes de la population générale consomment régulièrement ou irrégulièrement des somnifères et/ou des anxiolytiques sur une année, dont 5 % qui en prennent quotidiennement.

De nombreuses mesures réglementaires ont été prises pour tenter d'enrayer cette tendance, ainsi que des efforts d'information des consommateurs sur des conseils pratiques pour une meilleure hygiène du sommeil.

De plus, et heureusement, depuis une quarantaine d'années, la recherche a fait des pas de géant dans le domaine des troubles du sommeil, bien que l'information ne soit pas toujours donné auprès du grand public. Depuis 1990, les grands spécialistes mondiaux se sont attelés à la rédaction et à la publication d'une Classification Internationale des Troubles du Sommeil, au nombre de 87.

On connaît ainsi de mieux en mieux les causes de l'insomnie, du bon et du mauvais sommeil.

Tout récemment, des chercheurs suisses ont pu identifier un gène du bon sommeil, le gène ADA (Adénosine Désaminase), impliqué dans le métabolisme de l'adénosine. Le Dr Retey, de Zurich, a démontré que les individus porteurs de cet allèle particulier du gène ADA dorment mieux que les autres, avec une durée de sommeil lent profond allongée, et une augmentation de la profondeur de leur sommeil. L 'adénosine et ses récepteurs A1 et A2A participeraient à la régulation du sommeil.

Il existe deux types de génotypes chez les européens : ADA G/G chez 88 à 92 % des individus et ADA G/A chez 8 à 12 % des individus. C'est ce dernier génotype qui est associé à un meilleur sommeil subjectif, avec un sentiment de mieux dormir et de se réveiller moins souvent que les G/G.

Grâce à cette découverte, on comprend mieux l'action du système «adéno-synergique» sur la régulation du sommeil, ce qui pourrait conduire au développement de nouveaux médicaments, soit pour traiter les troubles du sommeil, soit , à l'inverse, pour stimuler la vigilance.

On a vu, dans ce livre, que la production d'ondes delta par le cerveau durant le sommeil est le meilleur indicateur de la profondeur, de l'intensité et de la continuité du sommeil, donc de sa qualité. Les personnes âgées, les insomniaques ou les individus déprimés présentent un déficit d'ondes delta, avec un sommeil fragmenté et non réparateur. Le Dr Maret, de Lausanne, a pu identifier le gène régulant l'activité delta du cerveau : c'est le récepteur Bêta de l'acide rétinoïque, lui-même lié à la vitamine A, vitamine présente dans les légumes orange comme les carottes. Ce gène joue un rôle essentiel dans la transmission d'un neurotransmetteur cérébral, la dopamine, et, ainsi, dans la régulation de la synchronisation corticale du cerveau adulte. On comprend qu'un déficit ou une surcharge en vitamine A pourraient modifier la structure et la qualité du sommeil.

Ce récepteur Bêta est aussi impliqué dans des maladies neurologiques avec un déficit d'ondes delta telles que la maladie de Parkinson, l'Alzheimer, la dépression ou la schizophrénie. Ainsi, la stimulation ou l'inhibition de ce récepteur Bêta pourraient modifier l'architecture du sommeil.

En résumé, pour mieux dormir, il ne faut pas hésiter à consulter votre médecin traitant pour vérifier tout d'abord s'il n'y a pas de cause organique ou médicamenteuse à votre insomnie. Le dépistage des différents troubles du sommeil s'améliore, car les médecins sont de mieux en mieux formés à les détecter, alors qu'ils étaient jusqu'à ces dernières années souvent encore méconnus. S'il n'y a pas de cause évidente, il faudra alors rechercher une origine souvent multifactorielle, pouvant associer des causes psychologiques, événementielles et environnementales. La consultation d'un médecin plus spécialisé, dans un laboratoire du sommeil ne viendra qu'après, et seulement si nécessaire, car, de nos jours, il y a une telle demande de ces examens du sommeil que les délais de rendez-vous peuvent atteindre plusieurs mois, voire même une année. Cette spécialité de «somnologue» ou médecin spécialiste du sommeil est toute récente et n'est enseignée que depuis peu dans les facultés de médecine, alors qu'elle était encore complètement ignorée il y a seulement quelques années. Aujourd'hui, on peut trouver des laboratoires du sommeil dans tous les Centres Hospitalo-Universitaires français.

Puis, une fois le bilan causal réalisé, différents moyens peuvent être employés en même temps pour mieux dormir, mais il n'y a pas d'association ou de recette unique : La minute zen peut être la clé de voûte du traitement de l'insomnie, mais elle doit être associée à toute une hygiène de vie et une hygiène de sommeil qui va être à chaque fois plus spécifique, plus adaptée à chaque personne, en fonction de son tempérament et de son approche personnelle du problème. Dans tous les cas, il faut tenter de suivre certaines règles de conduite simples :

- Savoir se réserver des moments de détente dans la journée et avant de dormir, en essayant de lâcher prise, de faire le vide dans sa tête, en évacuant toutes les pensées parasites, notamment par la pratique de la «minute zen», mais également par d'automassage, d'exercices tels que les Cinq Tibétains, de la marche en fin d'après-midi, du jogging, de la gymnastique, de la natation ou un sauna.
- Il faut respecter la mise au repos de son corps quelques heures avant de dormir, en évitant la pratique d'un sport après 18 heures ou un film violent.
- Dès les premiers signes de fatigue, il faut savoir respecter une certaine régularité de sommeil et de réveil, en se couchant, puis en se levant tôt, si possible à la même heure tous les jours. Il faut donc se fixer et respecter un horaire régulier de coucher et de lever, de même que les trois repas doivent être pris à des heures régulières, quel que soit son rythme de travail.
- Les protocoles routiniers quotidiens peuvent être utiles, tels que prendre une tisane (tilleul, aubépine, valériane, passiflore), un lait chaud, et/ou un bain chaud, écrire son agenda du sommeil, se masser les pieds, s'enduire d'huiles essentielles (aromathérapie) ou déposer quelques gouttes de lavande sur l'oreiller.
- La chambre doit être bien aérée, à température agréable, à 19° maximum, avec des rideaux opaques et une literie et un oreiller fermes.

Ce n'est qu'en suivant et en appliquant ces simples règles d'hygiène du sommeil, que l'on pourra enfin redécouvrir «le sommeil, maître nourricier à la fête de la vie»[19].

19. Shakespeare.

Glossaire

Apnées du sommeil : arrêt plus ou moins prolongé de la respiration au cours du sommeil

Aromathérapie : traitement par des huiles essentielles végétales, utilisées par voie interne ou externe, sous forme de teinture, d'extrait aromatique, d'infusion.

Barbituriques : nom de famille de médicaments utilisés comme sédatifs, hypnotiques, anticonvulsivants et en anesthésie générale. Ils ont de nombreux effets secondaires, car ils modifient notamment l'architecture normale du sommeil, entraînant une dépendance et des risques de décès en cas de surdosage.

Benzodiazépines : nom de famille de divers médicaments diminuant l'anxiété et la vigilance, favorisant la survenue du sommeil

Biofeedback : technique de maîtrise des émotions et de leurs répercussions viscérales, notamment cardio-vasculaires. Elle fait appel à des signaux visuels et sonores tels que le pouls et la tension artérielle, afin de renseigner le patient et l'aider à se contrôler.

Bruxisme : habitude de grincer des dents. Elle est souvent en rapport avec des troubles de l'occlusion dentaire et une spasmophilie.

Cataplexie : affection caractérisée par la perte soudaine plus ou moins complète du tonus, sous l'influence d'une émotion. Tantôt généralisée, tantôt ne portant que sur les membres supérieurs ou les membres inférieurs, la cataplexie est de courte durée, sans abolition de la conscience. Elle coïncide presque toujours avec la narcolepsie.

Chronobiologie : science qui étudie les variations de rythmes biologiques des organismes vivants en fonction du temps : circadien, circannien, infradien, ultradien

Circadien (rythme) : qui se rapporte à une durée d'environ 24 heures

Circannien (rythme) qui se rapporte à une durée d'environ un an

Dopamine : substance chimique synthétisée par les cellules nerveuses du cerveau et du reste du corps. Elle est formée aux dépens de la Dopa et précédant la formation d'un autre neurotransmetteur, la noradrénaline. Elle a une action de dilatation des vaisseaux sanguins au niveau des reins, de l'intestin et des coronaires. Sa disparition de certaines régions du cerveau est en rapport avec la maladie de Parkinson.

Électroencéphalogramme : courbe d'enregistrement de l'activité du cerveau obtenue au moyen d'électrodes placées sur le cuir chevelu, témoignant des modifications de cette activité en fonction du stade de sommeil et/ou de diverses excitations sensorielles.

Épiphyse : Synonyme de glande pinéale, petite formation glandulaire arrondie enfouie entre les deux hémisphères du cerveau, qui sécrète la mélatonine

Hypersomnolence diurne : somnolence anormale pendant la journée

Hypnogramme : graphique étudiant les états de sommeil selon l'enregistrement continu de l'électroencéphalogramme, de l'électro-oculogramme et de l'électromyogramme (menton).

Hypophyse, ou glande pituitaire : petite glande endocrine située à la base du cerveau, exerçant par l'intermédiaire des hormones qu'elle sécrète, une action régulatrice de nombreuses glandes endocrines de l'organisme.

Hypothalamus : petite zone du cerveau ayant un rôle très important dans la régulation des fonctions vitales de l'organisme, contrôlant notamment la libération des hormones par la glande hypophyse, la tension artérielle et la température du corps.

Impatiences musculaires des membres inférieurs (syndrome des jambes sans repos) : sensations nocturnes désagréables profondes de reptation, d'agacement, siégeant dans les jambes. Elles sont accompagnées d'agitation motrice, de secousses brusques, parfois de douleurs.

Infradien (rythme) : qui se rapporte à une durée inférieure à 24 heures

Insuline : hormone antidiabétique secrétée par le pancréas, qui abaisse le taux de sucre dans le sang et favorise son utilisation par les tissus.

LAUP (Laser-Assisted Uvulo-Palatoplasty) : Traitement ambulatoire par laser CO2 permettant l'exérèse partielle de la luette et du voile du palais sous anesthésie locale, comme une consultation dentaire, dans le cadre du traitement du ronflement simple et du syndrome d'apnées du sommeil modéré.

Mélatonine : Hormone sécrétée par la glande pinéale, ou épiphyse, qui aurait une action inhibitrice sur les divers facteurs déclenchant la sécrétion des hormones hypophysaires. Sa sécrétion est variable, surtout nocturne, favorisant le sommeil ; elle est stimulée par la baisse d'intensité lumineuse.

Narcolepsie : exagération pathologique du besoin de dormir, tendance irrésistible au sommeil, survenant par accès.

Neuromédiateur : Substance chimique libérée, sous l'influence de l'excitation, par les terminaisons nerveuses. Elle transmet l'information au niveau de la synapse, d'une cellule nerveuse neurone à la cellule nerveuse voisine dans le cerveau, des nerfs aux muscles et aux différents organes. Elle permet ainsi le passage de l'influx nerveux, agissant électivement sur un récepteur spécifique pour produire un effet biologique. On compte notamment la noradrénaline, la dopamine, la sérotonine, l'acide gamma amino-butyrique (GABA).

Noradrénaline : substance chimique sécrétée surtout par les cellules sympathiques, avec une action de constriction des vaisseaux sanguins et d'augmentation de la tension artérielle.

Oligo-élément : métal ou non-métal dont la présence, en très petites quantités, est indispensable dans la ration alimentaire.

Photothérapie : méthode de traitement utilisant l'action de la lumière, soit blanche, soit colorée.

PPC (Pression Positive Continue) ou CPAP (Continuous Positive Airway Pressure) : Système de ventilation nasale nocturne en pression positive continue (PPC) qui est le traitement de référence du syndrome d'apnées du sommeil, lorsqu'il est moyen ou sévère (index d'apnées-hypopnées est supérieur à 30). Le patient porte un masque sur le nez relié à un petit compresseur qui envoie régulièrement de l'air sous pression. Cette pression permet de maintenir les voies aériennes ouvertes afin que le patient puisse respirer normalement.

Radiofréquence : fréquence d'une onde électromagnétique servant à la radiodiffusion. On les utilise en thérapeutique dans un but de destruction tissulaire par chauffage.

Rétrognathie : Déformation de la mâchoire, qui, vue de profil, paraît rejetée en arrière, donnant un profil de musaraigne.

Sérotonine : substance chimique agissant sur certains processus nerveux et vasculaires, avec une action de constriction des vaisseaux sanguins, et sur la contraction des muscles lisses. On la retrouve surtout dans le cerveau et dans le sang.

Somniloquie : le fait de parler pendant son sommeil.

Sophrologie : étude et utilisation thérapeutique du retentissement sur la conscience et l'organisme des différentes techniques psychosomatiques telles que la suggestion, la relaxation, le yoga et le zen.

Synchroniseur : facteur qui impose la cadence de ses variations aux rythmes biologiques d'un organisme sensible, telle l'alternance du jour et de la nuit, qui influe sur les rythmes biologiques sur 24 heures de la température du corps, de l'excrétion urinaire, de la sécrétion des hormones.

Training autogène (de Schultz) : méthode de relaxation utilisant l'autosuggestion et des exercices respiratoires.

Ultradien (rythme) : Qui se rapporte à une durée inférieure à 20 heures

Zeitgeber (donneur d'heure) : Voir synchroniseur

Index

Bibliographie

ASTIN JA, SHAPIRO SL, EISENBERG DM, FORYS KL., *Mind-body medicine : state of the science, implications for practice*, J Am Board Fam Pract. 2003 Mar-Apr

ANDRZEJOWSKI J, WOODWARD D., *"Semi-permanent acupuncture needles in the prevention of post-operative nausea and vomiting"*, Acupuncture in Medicine, November 1996 Vol 14, No 2

BADIA P. AND AL., *Responsiveness to olfactory stimuli presented in sleep, Physiol*, Behavior, Jul. 1990

BARROWS KA, JACOBS BP., *Mind-body medicine. An introduction and review of the literature*, Med Clin North Am. 2002 Jan

BLACKWELL B, BLOOMFIELD S, GARTSIDE P, ROBINSON A, HANENSON I, MAGENHEIM H, NIDICH S, ZIGLER R, *Transcendental meditation in hypertension. Individual response patterns*. Lancet. 1976 Jan 31

BOWER JE, WOOLERY A, STERNLIEB B, GARET D., *Yoga for cancer patients and survivors*, Cancer Control. 2005 Jul ;

BUGUET A, SARTRE M, LE KERNEAU J., *Continuous nocturnal automassage of an acupuncture point modifies sleep in healthy subjects Neurophysiol Clin*, 1995 ;

COHEN L, WARNEKE C, FOULADI RT, RODRIGUEZ MA, CHAOUL-REICH A., *Psychological adjustment and sleep quality in a randomized trial of the effects of a Tibetan yoga intervention in patients with lymphoma*, Cancer. 2004 May 15 ;

DEMENT WC, VAUGHAN C, *Avoir un bon sommeil*, Éditions Odile Jacob 2000.

FULDER S. *"Learning visceral and Glandular responses"* Science, 163

JOURNAL OFFICIEL DU 7 MAI 1997 :
" En règle générale, tant pour le groupe 1 que pour le groupe 2, le permis de conduire ne doit être ni délivré, ni renouvelé à tous les candidats ou conducteurs atteints d'une affection mentionnée dans la présente liste, susceptible de constituer ou d'entraîner une incapacité fonctionnelle de nature à compromettre la sécurité routière lors de la conduite d'un véhicule à moteur. La décision est laissée à l'appréciation de la commission médicale après avis d'un spécialiste si nécessaire. [...]
Pathologies du sommeil et troubles de la vigilance (apnées du sommeil, narcolepsie, hypersomnie idiopathique, etc....) : elles sont en principe une contre-indication à la conduite de tout véhicule.
KHALSA SB., *Treatment of chronic insomnia with yoga : a preliminary study with sleep-wake diaries*, Appl Psychophysiol Biofeedback. 2004 Dec
LARZELERE MM, WISEMAN P. ANXIETY, *depression, and insomnia*, Prim Care. 2002 Jun
LEATHWOOD PD, CHAUFFARD F., *Aqueous extract of Valerian reduces latency to fall asleep in man*, Planta Medica
LEATHWOOD PD, *Pharmacology, Biochemistry and Behavior*,
LICHSTEIN KL, PETERSON BA, RIEDEL BW, MEANS MK, EPPERSON MT, AGUILLARD RN, *"Relaxation and sleep"* Behav Modif 1999 Jul
MAMTANI R, CIMINO A., *A primer of complementary and alternative medicine and its relevance in the treatment of mental health problems*, Psychiatr Q. 2002
MANJUNATH NK, TELLES S., *Influence of Yoga and Ayurveda on self-rated sleep in a geriatric population*, Indian J Med Res. 2005 May
MARET S., Science, 7 octobre 2005.
Miller N.E. *"Instrumental conditnig of autonomically mediated behaviour"*, Psychological Bulletin
MORNHINWEG GC ; VOIGNIER RR., *Music for sleep disturbance in the elderly*. J Holist Nurs, Sept 1995
PATEL C., *A holistic approach to cardiovascular disease*, BJ Holistic Med, 1984
PATEL C., *"Trial of relexation in reducing coronary risk"*, BMJ, 1985
POLLACK AA, CASE DB, WEBER MA, LARAGH JH., *Limitations of transcendental meditation in the treatment of essential hypertension*, Lancet. 1977
Réquéna, *À la découverte du Qi Gong*, Éditions Trédaniel.
RICHARDS KC., *Massage Therapy and Relaxation*, Am J Crit Care 1998 Jul ;
RETEY JV, ADAM M, HONEGGER E, KHATAMI R, LUHMANN UF, JUNG HH, BERGER W, LANDOLT HP., *A functional genetic variation of adenosine deaminase affects the duration and intensity of deep sleep in humans*,

Proceedings of National Academy of Science, U S A. 2005 Oct 25 ; Epub 2005
RUST M, COHEN LA, *Single oral dose ondansetron in the prevention of postoperative nausea and emesis*, The European and US Study Groups. Anaesthesia. 1994 Jan
SHANNAHOFF-KHALSA DS., *An introduction to Kundalini yoga meditation techniques that are specific for the treatment of psychiatric disorders*, J Altern Complement Med. 2004 Feb
WOLSKO PM, EISENBERG DM, DAVIS RB, PHILLIPS RS., *Use of mind-body medical therapies*. J Gen Intern Med. 2004 Jan

Dessins hommes – "Exercices tibétains"

Dessin homme – "Qi gong"

Dépôt légal : mars 2006
IMPRIMÉ EN FRANCE

Achevé d'imprimer le 23 mars 2006
sur les presses de l'imprimerie «La Source d'Or»
63200 Marsat
Imprimeur n° 13471